すぐに使える
痛みの漢方診療
ハンドブック

現代に合わせた
本格的な漢方薬の応用
—病態と漢方薬の特性を捉える

世良田和幸
平田道彦
中西美保

南江堂

まえがき

　痛みは，その症状に多様性があるにせよ，誰にとっても辛く悲しい症状のひとつです．紀元前から存在すると思われる痛みの治療ですが，神経ブロック療法や各種の鎮痛薬などの西洋医学的治療のお陰で，痛みはそのほとんどが緩和できると考えられていました．しかし，急性痛に関しては多くの痛みは克服できましたが，慢性痛に関しては様々な治療を施しても緩和できない痛みが存在することもわかってきました．そんな緩和できない痛みに対しては，様々な方法が試され，そのなかで，中国伝統医学の流れをくむ漢方が痛みの治療法として注目されています．

　昭和42年（1967年）にはじめてに薬価収載された漢方薬は，鍼灸と異なり医師が処方しても収入となることやその効果のために急速に普及しました．日本は西洋医学を学んだ医師が漢方薬を処方できる数少ない国のひとつです．漢方薬には，西洋医学でいう鎮痛薬は存在しませんが，慢性痛に対し，漢方医学は痛みを身体全体の不調和と考え，西洋医学とは異なった視点（診察法）で，身体全体の調和を図ることにより痛みを治療することができます．そのためには，四診と呼ばれる診察法で八綱や気・血・水などの症状を診て，漢方薬を処方する必要がありますが，本書では，言葉はできるだけ平易に，そしてわかりやすく漢方薬を処方できるよう，症例も豊富に呈示するよう努めました．診断の手法については，もっと詳しく書かれている成書を参考にしてください．

　漢方は奥が深い，学べば学ぶほどその奥が深くなっていくように思うのは私だけでしょうか？　自然界に存在する物質そのもので治療を行うことは理にかなってはいますが，漢方薬が今のような合剤に

なるまでには気が遠くなるような年月を要したものもあると思われます．試行錯誤の連続のなかで出来上がったと思われるこれらの漢方薬が，約2000年も経ていまだに効果を持続し，中国に比べて湿気の多い日本でも十分効果のあることは，自然界にある植物や物質の底知れない力を感じます．

　本書は，痛みに対する漢方治療の日本の第一人者でもある平田道彦先生に長年のご経験で培われた処方例や注意点を，また基礎的な研究も含め，女性の目からみた漢方処方を中西美保先生に，そしてその隙間を私が埋めましたが，痛みの漢方治療を行っている先生方の力強い味方になれると思っています．本書が，これから痛みの漢方治療を始めようと考えている先生方や，かなり漢方治療を行ってきたがもう少し漢方を深めたいと思っている先生方の道しるべになると確信しています．

　2019年7月

渕野辺総合病院
世良田和幸

序

　私の漢方診療はある漢方薬が著効したのを目の当たりにしたところから始まりました．今から15年ほど前の話です．頚椎症による上肢痛で苦しんでいた患者がいたのですが，神経ブロックも西洋薬の薬物治療も無効で，1ヵ月ごとに来院する患者に為す術もない状態でした．ある日，漢方の書籍が目につき，桂枝茯苓丸を投与したところ，これまで何をしてもよくならなかった痛みが，薄皮が剥がれるように改善したのです．漢方薬の凄さに驚き，感動したのを今でも覚えています．その経験から「治療方法がないなんて簡単に言ってはいけない」と思い，漢方薬の勉強は本格的に始めました．漢方の勉強会に参加し，漢方外来の見学に行き，学会発表もできるだけ行ってきました．旧大阪大学漢方医学寄附講座に所属し，漢方診療が本職になってからは，様々な診療科から紹介された患者の愁訴のなかで"痛み"がいかに多いかを実感しました．漢方医学をともに学ぶ仲間にも恵まれ，漢方薬というツールを持つことで，日々の診療が楽しくて仕方なかったです．

　近年，痛み関連学会での漢方薬のシンポジウムは増え，痛み治療での漢方薬への期待が高まるにつれて，漢方薬の勉強をしたいと相談されることも多くなりました．そのなかで，漢方薬の勉強を始めても途中で挫折する人が多いことも感じていました．漢方薬の勉強には，超えなければならない"最初のひと山"があり，超えられた人は漢方薬を診療に生かしていけますが，超えられなかった人は勉強をあきらめてしまう，あるいは，漢方自体が嫌いになってしまいます．漢方独特の考え方や方剤の種類の多さ，薬名が読めないなどもハードルを高くするのかもしれません．また，漢方を勉強するための書籍は十分ではなく，初心者用の書籍では，漢方薬を現代医学的に使うことを目的としており，漢方治療のよい面を十分に発揮できない

面があります．一方で，漢方治療の考え方に沿って書かれた本は，漢方専門医レベルの専門書が多く，難易度が一気に上がり，理解するために本格的な勉強が必要となります．本書は，漢方診療の勉強を志した人が，こうした"最初のひと山"をできるだけ楽に超えられるようにという願いから，執筆しました．

今回の執筆は，2016年の日本ペインクリニック学会第50回大会の書籍売り場で，仙台ペインクリニックの伊達 久 先生が南江堂の浅見さんを紹介してくださったご縁で始まりました．この書籍の執筆するチャンスをくださった伊達先生にはこの場をお借りして心から感謝申し上げます．執筆を始めてからはいろいろなことがありました．数千年もの歴史を背景にした漢方診療を現代医療に当てはめるのは，いわば外国語の翻訳作業のように，迷いと決断の連続であり重責でした．そんななか，世良田和幸 先生にご相談したところ共著を快く引き受けてくださり，この道の権威である平田道彦 先生にも執筆に加わっていただけることとなりました．このような恵まれた体制で執筆できたことを大変幸せに思います．

また，漢方医としての自分が今ここにあるまでには，たくさんの先生方にご指導いただきました．漢方の最初の手ほどきをしてくださった蔭山 充 先生（かげやま医院），漢方研究の面白さを教えてくださった，西田愼二 先生，萩原圭祐 先生，岸田友紀 先生（旧大阪大学漢方医学寄附講座），そして，本当の漢方薬の凄さや，常に進化していく漢方医としての姿勢を教えてくださった，故 江部洋一郎 先生（江部医院，高雄病院）にこの場をお借りして御礼申し上げます．

この本で，漢方診療の"最初のひと山"が楽に超えられるようになり，痛みに苦しむ患者が1人でも少なくなれば，この上ない幸せです．

2019年7月

滋賀医科大学麻酔学講座

中西美保

目次

第1部　痛みに対する漢方治療の実際　　　1

1. 全身にみられる痛み　　　平田道彦　2
　1. 帯状疱疹関連痛　　　2
　2. 末梢神経障害性疼痛　　　9
　3. 脳血管障害後の痛み　　　12
　4. 線維筋痛症　　　14
　5. 関節リウマチ　　　16

2. 頭痛（風邪などによる頭痛，片頭痛，緊張性頭痛，群発頭痛，脳脊髄液減少症）
　　　世良田和幸　19
　1. 環境要因による頭痛（外因頭痛）　　　19
　2. 身体の異常による頭痛（内因頭痛）　　　23

3. 顔面痛　　　世良田和幸　30
　1. 三叉神経痛　　　30
　2. 顎関節症　　　33
　3. 非定型顔面痛　　　36
　4. 舌痛症　　　38

4. 頚肩上肢痛　　　世良田和幸　42
　1. 頚椎症，頚椎椎間板ヘルニア　　　42
　2. 外傷性頚部症候群　　　44
　3. 肩関節周囲炎　　　46

目 次

5. 胸背部痛　　　　　　　　　　　　　　中西美保　49
　　1. 肋間神経痛　　　　　　　　　　　　　　　　　49
　　2. 脊椎圧迫骨折　　　　　　　　　　　　　　　　55
　　3. 開胸術後症候群　　　　　　　　　　　　　　　57

6. 腰下肢痛　　　　　　　　　　　　　　平田道彦　62
　　1. 急性の腰痛　　　　　　　　　　　　　　　　　62
　　2. 慢性の腰下肢痛　　　　　　　　　　　　　　　65
　　3. 脊柱管狭窄症　　　　　　　　　　　　　　　　68
　　4. 椎間関節症　　　　　　　　　　　　　　　　　70
　　5. 腰椎手術後の慢性腰痛　　　　　　　　　　　　72
　　6. 仙腸関節痛　　　　　　　　　　　　　　　　　74
　　7. 股関節痛　　　　　　　　　　　　　　　　　　75
　　8. 膝関節痛・足関節痛　　　　　　　　　　　　　77
　　9. 足底部痛　　　　　　　　　　　　　　　　　　80

7. 肛門部，会陰部の痛み　　　　　　　　平田道彦　83
　　1. 肛門部痛　　　　　　　　　　　　　　　　　　83
　　2. 会陰部痛　　　　　　　　　　　　　　　　　　85

8. 月経関連痛，更年期障害　　　　　　　中西美保　91
　　1. 月経前症候群（PMS）　　　　　　　　　　　　91
　　2. 月経困難症　　　　　　　　　　　　　　　　　97
　　3. 更年期障害　　　　　　　　　　　　　　　　101

9. 心因性疼痛　　　　　　　　　　　　　中西美保　108

第2部　総　論　　　　中西美保　127

　　1．痛みの漢方治療の基本　　　　　　　　　　　　128
　　2．漢方医学特有の概念・評価尺度　　　　　　　　132
　　3．診断　　　　　　　　　　　　　　　　　　　　140

付録　痛みに対する漢方薬〜使い方のヒント〜　平田道彦　151

付録　薬剤・エキス製剤一覧表　　　　169

索　引　　　　　　　　　　　　　　　　　　　　　178

WEB 動画について

本書に掲載されている内容の一部は，南江堂ホームページの以下のURLにおいて関連動画を閲覧いただけます．なお，動画のある項目については，本文に「動画マーク」（▶）がついています．

『すぐに使える 痛みの漢方ハンドブック』WEB 動画掲載 URL
https://www.nankodo.co.jp/video/9784524252589/index.html

WEB 動画タイトル一覧

- ▶ 動画：加味逍遙散の舌
- ▶ 動画：舌の白膩苔
- ▶ 動画：治打撲一方の圧痛点
- ▶ 動画：葛根湯の圧痛点
- ▶ 動画：腎虚の顔色・舌
- ▶ 動画：四逆散の舌
- ▶ 動画：抑肝散の舌

第1部
痛みに対する漢方治療の実際

第1部　痛みに対する漢方治療の実際

1 全身にみられる痛み

I．帯状疱疹関連痛

1）疾患の概要

　帯状疱疹ウイルスの回帰感染によって，脊髄の後根神経節にウイルス性炎症が起き，軸索を伝わって支配領域の皮膚に水疱を伴う集簇性の発疹ができる．発疹発生に先行して痛みを伴うことが多い．発疹はやがて消退するが，数ヵ月，数年を経ても痛みが残ることがあり，難治となることもしばしばである．

　急性期から慢性期，超慢性期にいたるまで，漢方治療は有効である．

2）診断と治療

> **押さえておきたいポイント**
>
> ①急性期には清熱・利水を．
> ②慢性期の自発痛には桂枝加朮附湯と四物湯を中心に．
> ③アロディニアには六味丸・麦門冬湯を中心に．
> ④胸脇部の症例には香蘇散を使おう．

　帯状疱疹関連痛に対しては，急性期，亜急性期，慢性期によって対応する方剤が異なる．また，自発痛，アロディニアによっても違う．さらに発生する部位によって，工夫が必要である．慢性期の帯状疱疹後神経痛になるとストレスの影響を無視できなくなることが多く，その心理的な因子に対応する必要がある．

1．全身にみられる痛み

フローチャート①：帯状疱疹関連痛

a．急性期　　基本：越婢加朮湯＋五苓散
　　　　　　　発赤や痛みが強いときは，黄連解毒湯を加える

b．慢性期　（1）自発痛
　　　　　　温めて改善（＋）
　　　　　　　肩から上　　　…葛根加朮附湯＋四物湯
　　　　　　　肩から下　　　…桂枝加朮附湯＋四物湯

　　　　　　温めて改善（－）…温清飲

　　　　　　体幹（胸脇部）　…四逆散＋香蘇散＋（四物湯）
　　　　　　＊四逆散：証により加味逍遙散，柴胡桂枝乾姜湯，
　　　　　　　大柴胡湯などの柴胡剤に変方する

　　　　　（2）アロディニア
　　　　　　温めて改善（＋）…八味地黄丸＋麦門冬湯

　　　　　　温めて改善（－）…六味丸＋麦門冬湯

　　　　　　痒みが強い場合　…当帰飲子を併用

　　　　　（3）諸薬無効の難治例　…大防風湯＋桂枝茯苓丸
　　　　　　　　　　　　　　　　　　　＋附子末（0.5〜1.5g）
　　　　　　＊桂枝茯苓丸：証により茯苓飲や当帰芍薬散に変方
　　　　　　する

---

a．急性期

　炎症が強く，水疱を伴う発赤が著明な場合は，越婢加朮湯と五苓散を局所の炎症が静まり，熱証が消退するまで（通常は1週間以内）続ける．

◉基本：越婢加朮湯＋五苓散（茵蔯五苓散）

　熱感が強く，痛みが強い場合は，黄連解毒湯を加える

　皮膚所見が膿性で感染が認められる場合は，十味敗毒湯を加える．

3

急性期でも体力が極端に弱くなっているときには，暖めると痛みがよくなる寒証になっていることがある．

寒証の場合は，麻黄附子細辛湯，桂枝加朮附湯，麻黄附子細辛湯＋桂枝加朮附湯を投与する．

b. 亜急性期から慢性期

帯状疱疹後疼痛，帯状疱疹後神経痛の時期になると，ほとんどの症例で寒証になるが，一部の症例で熱証が残存することがある．治療は自発痛とアロディニアに分けて考える．

（1）自発痛

温めて改善する（寒証）場合は，痛む部位をみて治療する．

・頭部・顔面・頚腕部の痛み　例）葛根加朮附湯＋四物湯

・肩から下の痛み　例）桂枝加朮附湯＋四物湯

・胸脇部の痛み　例）桂枝加朮附湯＋四物湯＋香蘇散

＊胸脇部の痛みで，上記の処方で効果がいまひとつのときには，四逆散＋香蘇散（＋四物湯）を用いる．この併用は柴胡疎肝湯の方意となる．四逆散は，患者の性格的，心理的な傾向に従って，加味逍遙散，大柴胡湯，抑肝散，柴胡桂枝乾姜湯などの柴胡剤に変える（「9. 心因性疼痛」の章を参照）．

温めて改善しない（熱証が残る）場合は，温清飲を用いる．

（2）アロディニア

アロディニアは漢方医学的に陰虚が基本にあるため，滋陰薬を処方する．

◉基本：六味丸＋麦門冬湯

温めて改善する（冷えると増悪する）アロディニアは，六味丸を八味地黄丸に変える．　例）八味地黄丸＋麦門冬湯

痒みを伴うアロディニアは，当帰飲子を加える．

　例）六味丸＋麦門冬湯＋当帰飲子

1. 全身にみられる痛み

（3）難治例

以上の方剤が無効である場合は以下を考える.

特にしびれ感が残存して解消しない場合は，大防風湯に桂枝茯苓丸（茯苓を含有する方剤）を加える.

◉基本：大防風湯＋桂枝茯苓丸（茯苓含有方剤）

・冷えが強ければ，これに附子を少量（1 から 1.5g）加える.

・消化器症状があるなら，桂枝茯苓丸を茯苓飲に変える.

例）大防風湯＋茯苓飲

・虚証の場合，桂枝茯苓丸を当帰芍薬散に変える.

例）大防風湯＋当帰芍薬散

心理的因子の影響が強い場合は，柴胡剤や気剤を併用する（「9. 心因性疼痛」の章を参照）.

（4）疲労が甚だしい場合

帯状疱疹関連痛の全期を通じて，痛みのために心身の疲労が甚だしい場合，補中益気湯を兼用し，気虚への対処を忘れない.

症例 68 歳，女性．腰部の帯状疱疹・2 日前に発症

2 週間前に大腸内視鏡検査を受けた．その後，下痢，めまいが続く．5 日前に腰のあたりが痛くなった．2 日前に皮疹が出現し，抗ウイルス薬の投与を受けた．皮疹は治ってきたが，まだ痛い．みるからに疲れている．心身の疲れがベースにあると診た.

- 補中益気湯（ツムラ 41）7.5g　分 3　食間
- 1 週間後：「もうほとんど痛くない」
- 同方継続，2 週間で廃薬.

症例 80 歳，女性．頚部の帯状疱疹・昨日の発症

糖尿病合併．昨日，左側頚部に水疱・発赤を伴う皮疹出現．抗ウイルス薬を処方するとともに，以下を処方した.

- 五苓散（ツムラ 17）7.5g・越婢加朮附湯（ツムラ 28）7.5g　分 3　食間

5

第1部　痛みに対する漢方治療の実際

- 3日後：「まだ痛い」「とても疲れている」
- 皮疹が膿性なので，補中益気湯（ツムラ41）7.5g・十味敗毒湯（ツムラ36）7.5g　分3　食間，およびプレガバリン75mg　夕食後　を処方
- 3日後：「あのカプセルを飲むと翌朝めまいがする」
- プレガバリンは中止にして，補中益気湯・十味敗毒湯を継続.
- 4日後：「ずいぶんよい」
- 同方継続7日後：「痛みはない」.廃薬とする.

症例　92歳，女性.腹部の帯状疱疹・10日前の発症

10日前に腹部の帯状疱疹に罹患.2週間前まで，腰痛で入院していた.入浴は恐くてしていない.外来でタオルで患部を温めたところ，痛みが楽になるので以下を処方した.

- 桂枝加朮附湯（ツムラ18）7.5g　分3　食前
- 3日後：「寝て痛かったのが痛くなくなった，だがまだ痛いのは痛い」
- 胸腹部であるので，柴胡疎肝湯の方意を入れて，桂枝加朮附湯（ツムラ18）5g・香蘇散（コタロー70）2g・四物湯（ツムラ71）5g　混合　分3　食前
- 1週間後：「ほとんど痛くない」
- 1週間処方して，廃薬とする.

症例　84歳，女性.殿部の帯状疱疹後疼痛・1ヵ月前の発症

1ヵ月前に下腹部，殿部（左L1）の帯状疱疹に罹患.皮疹は重症であった.自発痛，アロディニア，夜間痛があって辛い.入浴すると軽くなる.ロキソプロフェンを服用しても効果がない.

- 桂枝加朮附湯（ツムラ18）7.5g・四物湯（ツムラ71）7.5g　分3　食間
- 2週間後：「楽になった」同方継続2週間で廃薬とした.

症例　78歳，男性.胸部の帯状疱疹後疼痛・1ヵ月前の発症

1ヵ月前に胸部の帯状疱疹に罹患.皮疹は中等度であった.抗ウイルス

1. 全身にみられる痛み

薬の投与もなく．神経ブロックも受けていない．プレガバリン150mg・ビタミン B12 製剤・ロキソプロフェンを服用中だが，自発痛が強い．便秘がひどい．

胸脇部の痛みであるので，柴胡疎肝湯をエキスで模して四逆散・香蘇散・四物湯の合方が適応となるが，便秘があるので，四物湯を潤腸湯に変えて使用する．西洋薬は漸減するように指示した．

- 四逆散（ツムラ 35）5g・香蘇散（コタロー 70）4g・潤腸湯（ツムラ 51）5g　分 3　食間
- 9 日後：「よくなった」「便秘もよくなった」以後 2 週間で廃薬．

> **症例** 54 歳，女性．胸部の帯状疱疹後疼痛・3 週間前の発症

3 週間前に帯状疱疹と言われ治療した．皮疹は消えたが，まだ痛い．Th3 領域の帯状疱疹後疼痛．もともとひどい便秘である．腹証は強い胸脇苦満を認めた．

痛む部位が胸部であるので，柴胡疎肝湯の方意を中心に置く．便秘があるので，四逆散を大黄を含有する大柴胡湯に変えて用いる．

- 大柴胡湯（ツムラ 8）5g・香蘇散（コタロー 70）3g・四物湯（ツムラ 71）5g　混合　分 3　食間
- 5 日後：「痛みが遠のいた．便秘は治った」
- 同方を継続して 1 週間後：「かなり軽くなったが，痒い」
- 紫雲膏を処方．方剤は 4 週間で廃薬．

> **症例** 82 歳，女性．胸部の帯状疱疹後疼痛・1 ヵ月前の発症

1 ヵ月前に左 Th9 領域の帯状疱疹に罹患．皮疹は重症であった．抗ウイルス薬の処方は受けたが，まだ自発痛が絶えない．アロディニアはわずかにある．夜間痛がある．入浴で軽くなる．食欲がない，すぐ満腹になる．

胸脇部の痛みであるが，腹診で胸脇苦満がなかったので以下を処方．

- 桂枝加朮附湯（ツムラ 18）5g・四物湯（ツムラ 71）5g・香蘇散（コタロー 70）4g　分 3　食間

7

第1部　痛みに対する漢方治療の実際

- 1週間後：「薬は美味しかった．でも痛みは変わらない．そういえば，ジワーンとする回数が減った．チカチカはまだする」．非常に不満げな語り口であることと舌診の所見（鋭く呈示され，舌尖が赤い）から，加味逍遙散の適応とみる．柴胡疎肝湯の四逆散を加味逍遙散に変えて，加味逍遙散（コタロー24）5g・四物湯（ツムラ71）5g・香蘇散（コタロー70）4g・加工附子末（三和01）1g　分3　食間
- 3週間後：「よいような気がします」．その後，3週間で廃薬

症例　78歳，男性．顔面・頚肩腕部の帯状疱疹後神経痛・3ヵ月前の発症
3ヵ月前に顔面，肩，頚部にかけて帯状疱疹に罹患．結腸癌手術後であった．糖尿病を合併している．近医で抗ウイルス薬の投与を受けたが，痛みが去らず，某ペインクリニックで頚部硬膜外ブロックを33回受けた．痛みのためか，糖尿病も悪化してきている．ラムゼイ・ハント症候群後の帯状疱疹後神経痛と診た．舌は瘀血所見著明．入浴の効果はない．

- 温清飲（ツムラ57）5g・桂枝茯苓丸（大杉25）3g　分2　朝，夕食間
- 1週間後：「3日目にぐっと楽になった」

症例　81歳，女性．胸部の帯状疱疹後神経痛・5ヵ月前の発症
5ヵ月前に右Th2の帯状疱疹に罹患．皮疹は重症であった．抗ウイルス薬の投与も神経ブロックも受けなかった．アロディニアが著明で，入浴で軽くなる．ヒリヒリ痒い感じがする．

- 八味地黄丸（ツムラ7）5g・麦門冬湯（コタロー29）5g・当帰飲子（ツムラ86）5g　分3　食間
- 1週間後：「痛みは軽くなったが痒みは変わらない」
- 同方継続　1週間後：「いくらかよい．10→5」
- 同方継続　1週間後：「10→1，2」．3週間で廃薬とする．

1. 全身にみられる痛み

症例 79歳，男性．胸部の帯状疱疹後神経痛・1年半前の発症

1年半前に右胸腹部の帯状疱疹に罹患．半年前から痛みが強くなった．静止時痛・体動時痛・アロディニアがある．触ったときや服が擦れたときの痛みが辛い．入浴で軽くなる．舌裏静脈の怒張が著明である．

- 八味地黄丸（ツムラ7）7.5g・麦門冬湯（コタロー29）7.5g　分3　食間
- 2週間後：「触ったときの痛みが減った．背中の痛みと痒みがある」
- 八味地黄丸（ツムラ7）5g・麦門冬湯（コタロー29）5g・当帰飲子（ツムラ86）5g　分3　食間
- 2週間後：「ちりちりした感じが取れない」
- 同方継続して2週間後：「じくじくする」
- 大防風湯（ツムラ97）10.5g・桂枝茯苓丸（大杉25）4.5g・加工附子末（三和01）1.5g　分3　食間
- 4週間後：「元気になった．快適になった」

2. 末梢神経障害性疼痛

1）疾患の概要

　外傷や炎症による神経の直接的な損傷後に神経障害性疼痛が発生することがある．各種鎮痛補助薬を多用しても効果に乏しく，難治となる場合も多い．漢方的には障害された神経は血虚に陥っていると考え，補血を軸に治療を考えるが，発症の部位，痛みの性質，組織の萎縮の有無などを参考に方剤を工夫する必要がある．

2）診断と治療

押さえておきたいポイント

①上肢には葛根加朮附湯と四物湯を中心に．
②下肢には牛車腎気丸（ごしゃじんきがん）と四物湯を中心に．
③難治例には大防風湯を考えよう．

9

第1部　痛みに対する漢方治療の実際

上肢と下肢に分けて治療を考える.

a. 上肢の場合

(1) 基本

◉基本：葛根加朮附湯＋四物湯

①瘀血が強ければ，桂枝茯苓丸，あるいは桂枝茯苓丸加薏苡仁を加える.

②水滞が強ければ，当帰芍薬散を加える.

③効果に乏しいとき，抑肝散あるいは抑肝散加陳皮半夏を併用する.

　　例）抑肝散（ツムラ54）5g　分2　早朝・15時，葛根加朮附湯（三和

　　　　141）5g・四物湯（ツムラ71）5g　分2　朝，夕食間

(2) 難治例

さらに効果に乏しいときは，大防風湯と「茯苓を含有する方剤」を併用して，附子末を少量加えて用いる. 茯苓含有方剤は種類が多いが，気・血・水の異常をよくみて選択する.

◉基本：大防風湯＋桂枝茯苓丸（茯苓含有方剤）

①冷えが強ければ，これに附子末を少量（1〜1.5g）加える. 附子末を葛根加朮附湯に変えてみるのも一手である.

②消化器症状があるなら，桂枝茯苓丸を茯苓飲に変える.

　　例）大防風湯＋茯苓飲＋附子末

③むくみがある場合，桂枝茯苓丸を当帰芍薬散に変える.

　　例）大防風湯＋当帰芍薬散＋附子末

b. 下肢の場合

(1) 基本

◉基本：牛車腎気丸＋四物湯

①瘀血が強ければ，桂枝茯苓丸，あるいは桂枝茯苓丸加薏苡仁を加える.

②水滞が強ければ，四物湯を当帰芍薬散に変える.

③効果に乏しいとき，抑肝散あるいは抑肝散加陳皮半夏を併用する.

1. 全身にみられる痛み

フローチャート②：末梢神経障害性疼痛

- （1）基本　　上肢　　…葛根加朮附湯＋四物湯
　　　　　　　　下肢　　…牛車腎気丸＋四物湯

　　- 瘀血が強い　　　…（基本）＋桂枝茯苓丸（桂枝茯苓丸加薏苡仁）

　　- むくみが強い　　…四物湯→当帰芍薬散

　　- 効果に乏しいとき…（基本）＋抑肝散（抑肝散加陳皮半夏）

- （2）難治例　　　　…大防風湯＋茯苓含有方剤＋附子末

　　＊茯苓含有方剤は種類（桂枝茯苓丸，当帰芍薬散，茯苓飲など）
　　　は気・血・水の異常をよくみて選択する．

　　＊附子→葛根加朮附湯（上肢），牛車腎気丸（下肢）に変更する
　　　のも一手

（2）難治例

　さらに効果に乏しいときは，大防風湯と「茯苓を含有する方剤」を併用して，附子末を少量加えて用いる．茯苓含有方剤は種類が多いが，気・血・水の異常をよくみて選択する．

◉基本：大防風湯＋桂枝茯苓丸（茯苓含有方剤）

①冷えが強ければ，これに附子末を少量（1〜1.5g）加える．
　＊附子を牛車腎気丸に変えてみるのも一手である．

②消化器症状があるなら，桂枝茯苓丸を茯苓飲に変える．
　例）大防風湯＋茯苓飲＋附子末

③むくみがある場合，桂枝茯苓丸を当帰芍薬散に変える．
　例）大防風湯＋当帰芍薬散＋附子末

11

第1部　痛みに対する漢方治療の実際

> **症例** 54歳，女性．右第5指骨折後のしびれと痛み
>
> 3ヵ月前に電子レンジを運んでいる最中に壁との間に右第5指を挟み，開放骨折．痛みとしびれが常時ある．骨折した末節骨は骨吸収像を認め，癒合していない．
>
> - 大防風湯（ツムラ97）10.5g・桂枝茯苓丸（大杉25）3g・葛根加朮附湯（三和141）2.5g を混合して，分3　食間
> - 12日後：「しびれも痛みも軽くなった・腫れた感じが残る」と症状が軽減した．

3. 脳血管障害後の痛み

1）疾患の概要

　脳出血，脳梗塞，外傷などによって脳や脊髄がダメージを受けると，その後に中枢痛と呼ばれる痛みが発症することがある．脳の場合は視床に障害があると考えられ，視床痛と言われた時期があるが，原因となる障害部位は視床に限らず，様々な部位の障害後に発症する．麻痺した四肢，体側に極めて不快な痛みやしびれが残存し，多くは難治である．漢方治療にも決め手となるものはないが，一部はかなりの程度緩和できる．

2）診断と治療

> **押さえておきたいポイント**
>
> ①寒熱を見極めよう．
> ②温めるとよくなるものには附子剤を．

　治療上，極めて重要な点は寒熱の別である．

（1）寒証

　入浴などによる温めると痛みが改善する場合は，訴えが「焼けつくように」「熱い感じで」などであっても，寒証の痛みと診て，附子剤を用いる．
　　例）麻黄附子細辛湯，桂枝加朮附湯

12

1. 全身にみられる痛み

（2）熱証（虚熱）

入浴の効果がなく，焚き火に当たっているようだなどと痛みを表現する場合，熱証である．しかし，この場合，実熱ではなく，虚熱である．

治療は極めて困難で，抑肝散に温清飲や黄連解毒湯を併用しても，なお治療抵抗性である場合が多い．

（3）慢性化例

病悩が長い場合，ストレスの関与があるので，疎肝解鬱剤を適宜用いる．

　例）加味逍遙散，柴胡加竜骨牡蛎湯（さいこ かりゅうこつ ぼ れいとう）など

＊寒証でも熱証でもない場合のこの種の痛みに，桂枝加竜骨牡蛎湯（けい し かりゅうこつ ぼ れいとう）が奏効した報告がある．

症例 49歳，女性．中枢痛

5年半前に脳出血．2年半経過して，右半身に痛みが出てきた．大学病院で脊髄刺激電極挿入したが効果なく，かえって現在は痛みが強く，刺激はオフにしている．言語障害．弱オピオイド製剤で気分不良．めまい，重度の便秘になった．入浴中は楽になる．プレガバリンを150mg，カルバマゼピン200mgを分2で服用中．

中肉中背．脈は細く触れる．舌の呈示が不良である．触った感じでは四肢に冷感はないが，冷たさの自覚はある．

- 桂枝加朮附湯（三和03）9g・四物湯（ツムラ71）7.5g　分3　食間
- プレガバリンは75mgに減薬．カルバマゼピンは廃薬した．夜寝るとき，特に痛い．
- 桂枝加朮附湯（三和03）9g・四物湯（ツムラ71）7.5g　分3　食間，抑肝散（ツムラ54）5g　分2　朝，夕食前
- 2週間後：「持続する痛みは減った」

症例 66歳，男性．中枢痛

1年半前に脳梗塞．その後9ヵ月くらいして，麻痺している左足が焼けるように痛くなった．焼けるような痛みが続く．2年前に，解離性大動

13

第1部　痛みに対する漢方治療の実際

脈瘤で手術を受けた．腎不全となり，現在透析中である．神経内科では，脊髄梗塞もあると言われた．大学のペインクリニックでPGE₁製剤，鎮痛補助薬を処方されたが，かえって足が熱くなるので飲めない．デュロキセチンも効かない．プレガバリンは透析の日に100mg，それ以外は50mgを服用し，気持ちだけいいかな，というくらい．透析中にひどくなる．夜，勝手に足が引き攣る．ピクピク足が勝手に動く．入浴中は痛みはない．

訴えは「焼けるようである」というが，入浴中は楽になることと，透析中にひどくなることから，「冷え」が潜在する寒証と診た．

- 麻黄附子細辛湯（ツムラ127）7.5g　分3，食間
- 1週間後：「飲んだ次の日に効果が出て，痛いと言わなくなった．足のピクつきが減った．透析前や起床時に心拍数が40台後半だったが，50台後半になった」

4. 線維筋痛症

1) 疾患の概要

　検査や画像所見にまったく異常がなく，原因として考えられる病歴にも乏しいが，全身を痛みに苛まれている症例が確かに存在する．しかし，全身の圧痛点の存在を頼りに線維筋痛症と診断されるこの種の症例に共通した病理病態が認められるわけではなく，この疾患群がひとつのカテゴリーとして意味をなすのかどうか，疑う治療者も少なくない．

　漢方治療においては線維筋痛症であるかどうかという点にはあまりこだわらない．眼前の原因不明の難治性の痛みに対して，それぞれの証に随って治療を工夫することになる．西洋医学的に難治であるという理由で線維筋痛症というレッテルを貼られている症例のなかには，漢方的なアプローチで比較的短期間に鎮痛できるものがあるので，病名にとらわれることは得策ではない．

1. 全身にみられる痛み

2）診断と治療

押さえておきたいポイント

①決め手はない．

②瘀血証が絡むことが多い．

③疎肝解鬱剤と駆瘀血剤の併用をまず試す．

瘀血が絡むことが多いので，駆瘀血剤が多用される．しかし，「気」の異常が必ず背景にあるので，「気剤」を併用することが多い．報酬系の機能不全という病態が指摘されており，漢方的にも中枢性の作用を持つ方剤も試すべきである．

例）四逆散＋桂枝茯苓丸（＋四物湯）

　　柴胡加竜骨牡蛎湯＋桂枝茯苓丸（＋四物湯）

　　抑肝散＋桂枝茯苓丸（＋四物湯）

症例 42 歳，女性；全身痛

半年くらい全身が痛い．いろいろ調べても異常はないと言われる．心療内科に行くようも言われたが，ペインクリニックを勧められて来院した．

線維筋痛症の圧痛点を含めて，体のあちこちを痛がる．特に腰痛・両手関節痛・左肩甲骨痛・両鼠径部痛が辛い．痩せ型で，脈は沈細，舌は暗赤色で瘀血斑があり，舌裏静脈が怒張している．腹診でも左下腹部に圧痛があり，強い瘀血証である．腹部大動脈の拍動を著明に触れ，口渇があり，悪夢をみるような睡眠障害で，ストレスの関与が強いと感じられた．

- 桂枝茯苓丸（大杉 25）4.5g・柴胡桂枝乾姜湯（ツムラ 11）7.5g　分 3 食間

- 2 週間後：「元気になった．痛みはほとんどなく，スッキリしてきた．」

15

第1部　痛みに対する漢方治療の実際

5. 関節リウマチ

1) 疾患の概要

　関節滑膜に対する自己抗体性の炎症による関節炎が痛みの本態であるが，急性期と非活動性の寛解期では寒熱の観点から病態が異なる．関節リウマチに対しては，漢方薬のみによる治療には限界がある．早期から専門医による西洋医学的治療も行いながら，漢方の併用が望ましい．西洋医学的な治療だけでは，鎮痛薬が過量になったり，副作用で継服不能であったりする場合に，漢方治療は補完的な意味で有用である．特に，慢性期で，炎症反応もなく落ち着いているにもかかわらず痛みが残存するとき，NSAIDs などはほとんど効果を示さないが，漢方薬によって鎮痛できることは珍しくない．

2) 診断と治療

> **押さえておきたいポイント**
>
> ①寒熱をまず弁別する．
> ②急性期の熱証には，越婢加朮湯を中心に．
> ③非活動期，慢性期の寒証には，附子剤を中心に．

　活動期と非活動期，慢性期に分けて治療を考える．治療上，極めて重要な点は寒熱の別である．

（1）活動期のリウマチによる関節

　活動期のリウマチ性関節炎に対しては，熱をとって，浮腫をさばく意味で越婢加朮湯を中心に方剤を組む．

◉基本：越婢加朮湯

①瘀血が強ければ，桂枝茯苓丸加薏苡仁を併用する．
水滞が強ければ，防已黄耆湯（ぼう い おう ぎ とう）を併用する．
＊局所の熱感が取れてきたら，越婢加朮湯を減量するか，桂芍知母湯（けいしゃくち も とう）を使用する．

1. 全身にみられる痛み

フローチャート③: 関節リウマチ

┌ (1) 活動期
│　　基本：越婢加朮湯
│　　　　┌ 瘀血が強い　　　…（基本）＋桂枝茯苓丸加薏苡仁
│　　　　│
│　　　　└ 水湿が強い　　　…（基本）＋防已黄耆湯
│
│　　＊関節の熱証が改善したら，越婢加朮湯を減量するか，
│　　　桂芍薬知母湯に変更する
│
├ (2) 非活動期
│　　　┌ 寒症　　　　　　…桂枝加朮附湯，葛根加朮附湯
│　　　│
│　　　└ 若干の熱証が残る　…薏苡仁湯
│
└ (3) 慢性期
　　　長い病悩による肝気鬱結を考慮する…（上記処方）＋疎肝解鬱剤

（2）非活動期

　非活動期に痛みがある場合，寒証になっていることが多い．関節の冷感の有無や温めると痛みが改善するかどうかを問診する．寒証では，桂枝加朮附湯や葛根加朮附湯を用いる．若干の熱証が残る場合は，薏苡仁湯（よく い にんとう）を用いる．

（3）慢性期

　慢性期の関節痛は長い病悩による肝気鬱結の状態になっている場合がある．その場合は，適宜，疎肝解鬱剤を併用することが必要である．

> **症例** 66 歳，女性．関節リウマチ
> 指の関節痛で整形外科では抗リウマチ薬を飲むほどではないと言われたが，NSAIDs では効果不十分であり，胃が悪くなる．抗 CCP 抗体は 1,027 と高値であった．これまでの治療に対して不満げであり，局所に

第1部　痛みに対する漢方治療の実際

熱感はなく，入浴時には痛みが少ないことから，気剤と疎肝解鬱剤の併用を考えた．舌の出し方（鋭く呈示され，舌尖が赤い）から加味逍遙散．寒証の関節痛であるから桂枝加朮附湯とした　[▶ 動画：加味逍遙散の舌].

- 加味逍遙散（コタロー24）7.5g・桂枝加朮附湯（三和03）9g　分3　食間
- 1週間後：「かなり楽になった．腫れが減った」
- 同方を徐々に減量して継続した．

2 頭痛（風邪などによる頭痛，片頭痛，緊張性頭痛，群発頭痛，脳脊髄液減少症）

　頭痛は，西洋医学的には，「国際頭痛分類」[1] によって詳細な分類がなされており，風邪などによる頭痛，片頭痛，緊張性頭痛，群発頭痛，脳脊髄液減少症などのほかに，外傷に伴う頭痛，脳血管障害による頭痛，代謝疾患や感染症によるものなど多くの病態がある．漢方的には，様々な原因によって脳内の気・血・水の流れが阻害され，いわゆる「不通則痛〈通じざればすなわち痛む〉」の状態となって頭痛が引き起こされると考えられている．しかし，急性，慢性頭痛ともに頭蓋内圧の亢進によって生命が危険にさらされ，緊急手術の対照になる場合があることを常に頭に置いておく必要があり，漫然と治療を継続するべきではない．漢方治療で激しい頭痛が持続し，軽快しない場合は，西洋医学との併診を図るべきである．

　『慢性頭痛の診療ガイドライン 2013』には，呉茱萸湯，桂枝人参湯，釣藤散，葛根湯，五苓散などが推奨されている [2]．本項では，これらの漢方薬以外に，清上防風湯，五積散，竜胆瀉肝湯，八味地黄丸，補中益気湯など，様々な病態の頭痛に対処できる処方を掲載した．ここでは，外因頭痛（かぜ症候群を中心として），内因頭痛に分類して述べる．

1. 環境要因による頭痛（外因頭痛）

1）疾患の概要

　漢方の弁証の上からは，頭痛には，外因頭痛と内因頭痛とがある．

　外因頭痛は，外部の邪気である六淫（風，寒，暑，燥，湿，火）のうち風，寒，熱，湿などの邪気が多くは風とともに体内に侵入し，「風に傷られる者，先ずこれを上に受く」と言われるように，気血の流れを塞ぐことによって痛みが発生する．風邪やインフルエンザのように，くしゃみや咽

19

第1部　痛みに対する漢方治療の実際

頭痛などの身体上部の症状が現れ，発病は急性のことが多く，痛みは激しいが経過は比較的短いのが特徴である．多くは実証で，身体の外感病が治れば頭痛も治まることが多い．

風邪によって頭痛を起こした場合には，痛みは風のように流動的で，移動しやすいのが特徴である．寒邪が頭痛を起こした場合は，寒は凝縮して滞る性質があり，気血の流れを停滞させ，「不通則痛」で痛みが出る．頭に触れると冷たく，冷えによって痛みが増強し，温めると軽減する傾向がある．熱邪の場合は，熱は上昇する性質があるため，熱感を伴った頭痛が起こる．それとともに，咽頭痛や口渇，咳などの症状が併発する．湿邪による頭痛は，頭重感が強く，頭部は重く覆い被さった感じがある．

2) 診断と治療

押さえておきたいポイント

①風・寒・熱・湿などの外邪の侵入により発症する．

②一般に急性で，痛みは激しいが，経過は短い．

③実証のことが多く，治法は外邪を駆逐する．

a. かぜ症候群（風寒頭痛）

風邪症状とともに，締め付けられるような頭痛，悪寒，発熱，鼻づまり，倦怠感などを伴う．症状は寒さによって増強する傾向がある．舌苔は薄白，脈は浮緊．治療は，去風散寒，止頭痛．外因頭痛の治療に関しては，外邪（風，寒，湿，熱）の違いにより，祛風，散寒，清熱，除湿などの漢方薬を処方する．

（1）川芎茶調散

古来より，「内因外因及び偏生を問わず一切の頭痛に用いて効験あり（有持桂理）」や「一切の頭痛に用ゆ（福井楓亭）」など，風邪の症状を伴った頭痛だけでなく，消化器症状のない様々な頭痛に用いられる[4]．

（2）葛根湯

風邪の初期で，悪寒，身体痛を伴って頭痛のあるときに用いる．熱発は

2. 頭痛

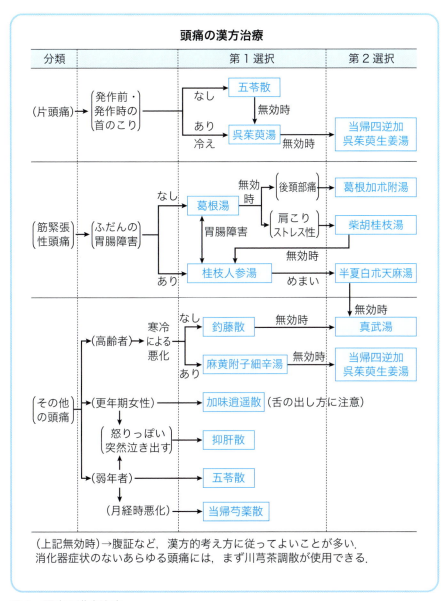

図1 頭痛の漢方治療
(松田邦夫, 稲木一元：臨床医のための漢方 [基礎編], カレントテラピー, 1987：p.222-228 [3] を参考に作成)

第1部　痛みに対する漢方治療の実際

フローチャート①-1：外因頭痛

a．冷え：冷えると増悪する
　（1）風邪の症状を伴った頭痛一般，消化器症状なし…川芎茶調散
　（2）風邪の初期で，悪寒，身体痛を伴う頭痛　　　…葛根湯
　（3）後頚部筋の緊張や肩こり（筋緊張性頭痛）　　…葛根加朮附湯

b．熱感：温めると増悪する（顔面痛など表熱の頭痛）…清上防風湯

c．水滞：「雨の前日に悪化する頭痛」　　　　　　　…五苓散

d．a．とc．が関連する頭痛：冷房病による頭痛　　…五積散

フローチャート①-2：外因頭痛

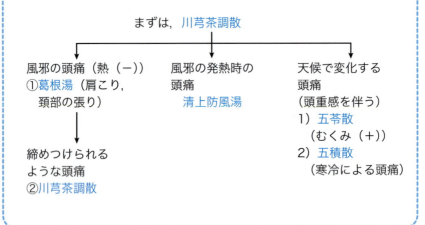

しても，発汗するまでに内服することが肝要である．

（3）葛根加朮附湯

後頚部筋の緊張や肩こりなどによる筋緊張性頭痛には，葛根湯とともに葛根加朮附湯が処方される．特に，手足など冷えが強い場合には，附子の入っている葛根加朮附湯が用いられる．

b. 熱発した風邪の頭痛（風熱頭痛）

熱は上昇する傾向があり，頭部に侵入しやすく，温まると症状がかえって増悪する．発熱，顔面紅潮，のぼせなどを伴う．舌尖は紅く，舌苔は黄色を帯び，脈は浮脈となる．

（1）清上防風湯

顔面に鬱滞した風熱を発表清解させ，表熱の頭痛に用いる．

c. 頭が重く締め付けられるような頭痛（風湿頭痛）

頭重感とともに頭痛があり，曇天や雨天で症状の増悪する頭痛に用いる．普段から湿度の高いところにいるか，胃腸虚弱とともに下痢やむくみやすい傾向がある場合に用いる．口渇，尿利減少，舌は白膩苔，脈は浮滑 [▶️ 動画：舌の白膩苔].

（1）五苓散

去湿利尿の効果があり，去風の作用は弱いが，頭痛に眩暈を伴う場合や顔面などのむくみを伴った頭痛に用いる．いわゆる，「雨の前日に悪化する頭痛」に効果があるとされる．脳脊髄液減少症による頭痛には，ブラッドパッチとともに，五苓散の投与も効果があることが報告されており[5]，さらに呉茱萸湯を追加投与することによって頭痛を有効にコントロールできるという報告もある[6]．

（2）五積散

風と寒冷，湿気によってのどの痛みや頭痛が発症する．特に冷房病による頭痛にしばしば用いられる．

2. 身体の異常による頭痛（内因頭痛）

1）疾患の概要

内因頭痛は，気，血，津液や五臓六腑の機能失調によって引き起こされ，脾胃の失調や冷え（裏寒）などにより，気血の流れが滞ることによって頭痛が発症する．内因頭痛は慢性疾患に伴うことが多く，痛みはあまり

第1部　痛みに対する漢方治療の実際

強くないが，断続的である．主な臓腑は，肝，脾，腎で，最も関連の深い
のは肝であり，五臓の異常を是正することを念頭に置くべきである．肝の
陰血が少なくなると，肝陽は上衝していき，清陽の府（脳）を乱して頭痛
が起きる．「肝は疏泄を主る」とされ，肝は常に気が通じている．しかし，
肝の疏泄機能が低下すると気がめぐらず停滞すると，肝気は熱を含んで上
昇し頭痛が発症する．気虚による頭痛は，痛みは軽いが長引く場合が多
く，倦怠感や脱力感を呈する．血虚による頭痛は，顔色が悪く，めまいや
動悸を伴うことが多い．腎虚による頭痛は，頭痛とともに腰痛や下肢の脱
力感などの症状を伴うことが多い．

　内因頭痛の治療については，胃腸虚弱で消化吸収力の低下により気虚の
状態に陥り，頭部に気血が不足したり，過労などにより気血が消耗される
ことによって頭痛が発症する．基本的に，体力の低下や身体の疲弊によっ
て誘発される頭痛である．病名としては，片頭痛や月経前症候群の頭痛な
どとなる．

2) 診断と治療

押さえておきたいポイント

①気血，津液や五臓六腑の異常によって発症する．
②経過は慢性的なことが多く，痛みは断続的である．
③治法は，気血，津液や臓腑の異常を是正する．

a. 胃腸症状と冷え症を伴った頭痛（寒厥頭痛）

　全身の機能低下や脾胃での水分の吸収障害（寒飲上逆）により，頭部の
血管の痙攣のために頭痛が発症する．臨床的には片頭痛，月経前後の頭痛
などにみられる．

（1）呉茱萸湯

　片頭痛あるいは頭頂部の頭痛が多い．四肢の冷えとともに胃腸障害があ
り，時に悪心，嘔吐がある．胃中に寒飲があり，上逆して頭痛を生じる．
月経前後に伴う頭痛にもしばしば用いる．

24

フローチャート②-1：内因頭痛

a．冷え＋胃腸症状　　　　　　　　　　　…呉茱萸湯

b．のぼせ
　（1）口苦，目の充血，排尿痛など　　　…竜胆瀉肝湯
　（2）ストレスにより誘発，抑うつ症状　…加味逍遙散
　（3）高血圧，早朝の頭痛，虚証　　　　…釣藤散

c．老人性，更年期に伴う頭痛＋冷え（頭部や四肢）…八味地黄丸

d．胃腸虚弱で疲れやすい人の頭痛
　（1）疲れると増悪　　　　　　　　　　…補中益気湯
　（2）冷え（手足），多尿，下痢しやすい　…桂枝人参湯

e．慢性頭痛
　（1）水滞（頭重感，ふらつき，めまい）＋胃腸症状…半夏白朮天麻湯

フローチャート②-2：内因頭痛

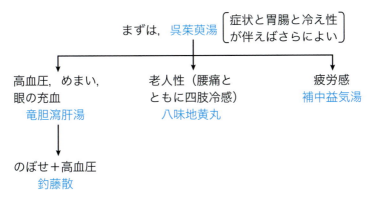

第1部　痛みに対する漢方治療の実際

症例 24歳，女性．身長154cm，体重45kg

既往歴：特記すべきことなし

現症：約4ヵ月前から頭痛が継続的に発症．内科受診しミグレニン，トリプタン製剤などを処方されるが，効果は一時的で，嘔気も強くなり，頭痛はなかなか取れないでいた．

色白で，舌は湿潤，薄い白苔あり．脈は沈，細．冷え症があり，頭痛は月経時に増悪することが多い．月経痛もある．頭痛が強くなると，嘔気が著明となる．

- 冷えとともに胃腸症状があり，呉茱萸湯（7.5g　分3）を開始．
- 約2週間で頭痛が軽度となり，冷え，嘔気も減少してきた．2ヵ月の服用中，普段ある月経痛もほとんどなかった．
- その後6ヵ月間，1〜2包の内服で経過観察後，症状軽快のため廃薬．
- 呉茱萸湯を内服しても，その苦さはまったく気にならなかったという．

b．のぼせによる頭痛（肝陽頭痛）

肝の疏泄機能が失調して肝気がめぐらず，肝火が上昇して頭痛，めまいなどの症状が現れる．高血圧性頭痛，片頭痛などにみられる．

（1）竜胆瀉肝湯

胸脇苦満，口苦，目の充血（肝火上逆）と小腹緊満，排尿痛（下焦湿熱）などの症状を伴う．

（2）加味逍遙散

発作性の片頭痛で，様々なストレスによって誘発され，胸脇苦満や食欲不振，抑うつ症状などを伴う．

（3）釣藤散

虚証で肝気が昂ぶり，のぼせ，高血圧などの症状を伴い，しばしば早朝の頭痛に奏効する．長期の内服が必要な場合が多い．

2. 頭痛

症例 39歳，女性．頭痛[7]

5年前から頭痛がある．月1回，頭全体が寝込むほどに痛くなり，脳外科で検査したが異常はない．転居して以来，頻度が増えた．眠りが浅く，片頭痛の特効薬（リザトリプタン）は飲みたくないし，あまり効かない．痩せ型で，舌の呈示は鋭く，舌尖が赤い．舌裏静脈怒張を認める．腹診では治打撲一方の圧痛［▶ 動画：治打撲一方の圧痛点］・葛根湯の圧痛［▶ 動画：葛根湯の圧痛点］・胸脇苦満を認める．事故にあったことはない．事務職で，パソコンの仕事が長い．頚椎X線画像でストレイトネックを認める．

- 葛根加朮附湯エキス製剤2p・治打撲一方エキス製剤2p・加味逍遙散エキス製剤2p　混合して分3　食間
- 1週間後：「数日後に熟睡感があって，1回だけ発作があったが，1日でよくなった．」
- 2週間後：「まったく痛まなくなった．」
- 3週間で廃薬となった．

c. 老人性の頭痛（腎陽虚頭痛）

腎陽が不足すると内寒を生じるため，頭部や四肢の冷えなどの症状を伴う．老人の頭痛や更年期に伴う頭痛などにみられる．

（1）八味地黄丸

寒冷や疲労によって症状は増強し，腰下肢痛や膝の脱力感，四肢の冷えとともに下痢や尿量減少などを伴う．頭痛が強い場合は呉茱萸湯と合方する．

d. 疲れやすい人の頭痛（気虚頭痛）

脾胃が虚弱で慢性の胃腸障害があり，頭部の気血不足や過労によって気血が消耗されたときに頭痛が発症する．

（1）補中益気湯

胃腸虚弱で疲れやすく，疲れると頭痛や四肢の倦怠感が著しくなる．

第1部 痛みに対する漢方治療の実際

（2）桂枝人参湯

常習頭痛には気虚に気逆を伴う場合がある．疲れやすく，胃腸虚弱で尿量が多く，下痢しやすい，手足の冷え症を伴った頭痛を目標とする．

e. 慢性的な長引く頭痛（痰飲頭痛）

脾胃の失調や飲食の不摂生などにより痰飲が生じ，上衝して頭部の気血の流れを塞ぎ，頭痛に頭重感やめまい，悪心・嘔吐などの症状を伴い，自律神経失調症による頭痛や肥満に伴う頭痛などにみられる．舌は白膩苔 [▶ 動画：舌の白膩苔]，脈は滑あるいは弦滑．

（1）半夏白朮天麻湯

頭は頭重感とともに痛み，ふらつき，めまい，悪心・嘔吐，季肋部の脹痛がある．胃腸症状を伴い，痰やつばをしばしば吐くことが特徴となる．

群発頭痛について

○ 群発頭痛はその病態の解明が十分でなく，近年，視床下部の関与が示唆されてはいる[8]が，その治療法も確立したものはないのが現状である．眼窩周囲に片側性の激しい顔面痛として自覚される．治療法は，基本的に西洋医学的治療が主体となる．群発頭痛を特定しうる検査法はないが，眼窩周囲の激しい顔面痛や患側顔面の発汗，眼球結膜の充血，鼻閉，流涙などの自律神経症状が認められる．片頭痛に効果のあるトリプタン製剤は，群発頭痛の頓用特効薬としてすでに定着しており，カルシウム拮抗薬による予防効果も確認されている．その他，酸素療法やC2脊髄神経節ブロック，耳介側頭神経ブロックなどの効果が報告されている．

○ 群発頭痛に対する漢方治療は，桂枝加竜骨牡蛎湯や釣藤散，五苓散，症状によっては抑肝散[9]，香蘇散や加味帰脾湯などが用いられているが，その効果は一様ではない．

文献

1) 日本頭痛学会・国際頭痛分類委員会：国際頭痛分類第3版beta版，医学書院，2015：p.7-113
2) 慢性頭痛の診療ガイドライン作成委員会（編）：漢方薬は有効か．慢性頭痛の診療ガイドライン2013，医学書院，2013
3) 松田邦夫，稲木一元：臨床医のための漢方［基礎編］，カレントテラピー，1987：p.222-228
4) 光畑裕正：頭痛への漢方治療：慢性痛患者への漢方医療．麻酔2017；66：700-707
5) 中江啓晴：五苓散が奏功した硬膜外穿刺後頭痛の2症例．日東医誌2009；60：455-458
6) 佐藤泰昌：脳脊髄液減少症に五苓散などの利水剤．KampoMedicine 115
7) 平田道彦：頭痛・大後頭三叉神経症候群に対する漢方治療．ペインクリニック2017；38：S285-S293
8) 北川泰久：群発頭痛の病態，診断，治療．ペインクリニック2015；36：S251-S260
9) 菅原　健，山口敏昭，熊沢光生：群発頭痛患者に釣藤散，抑肝散が有効であった1症例．痛みと漢方2004；14：83-84

第 1 部　痛みに対する漢方治療の実際

 # 顔面痛

1. 三叉神経痛

1) 疾患の概要

　口腔顔面領域は，そのほとんどが三叉神経に支配されており，三叉神経痛は血管の圧迫による特発性三叉神経痛と腫瘍などによる症候性三叉神経痛に分けられる[1]．特発性三叉神経痛は一般に50～70歳代の女性に好発するとされており，第Ⅱ，Ⅲ枝に多くみられる．三叉神経痛は，三叉神経の支配領域に発作性の激しく短い痛みが生じる疾患である．病因は，頭蓋内小脳橋角部の三叉神経の入口部付近で，走行する血管が三叉神経を圧迫することにより神経症の絶縁性が低下し，末梢からの刺激によって電撃様疼痛を生じるようになると考えられているが，症例によっては原因不明のこともある．歯磨き，ひげそり，会話，咀嚼などの刺激や寒冷刺激により痛みが誘発されることが多い．痛みは鋭く短い，耐え難い激痛となることがしばしばある．

2) 診断と治療

押さえておきたいポイント

①血管の圧迫が原因の特発性神経痛と腫瘍などの原因の明らかな症候性神経痛とに分けられる．
②薬物療法は侵襲性が少なく，治療の第一選択となることが多い．
③漢方薬は，カルバマゼピンの副作用の軽減が可能であり，三叉神経痛自体の疼痛管理にも有用である．

　三叉神経痛の診断は，症状と，MRIなどの検査による．治療法は，薬

3. 顔面痛

フローチャート①: 三叉神経痛

a．冷え（寒冷で誘発され，温めると痛みは軽快する）
 （1）後頚部・背部の強張り　　　　　　　…葛根湯
 　　　冷えが強い場合　　　　　　　　　　…葛根加朮附湯
 （2）顔面痛全般，顔面の発作性激痛　　　…川芎茶調散
 （3）冷え＋水滞　　　　　　　　　　　　…桂枝加朮附湯

b．熱感
 　灼熱性の疼痛発作，冷やすと痛みが緩和　…清上防風湯

c．ストレス(ストレスによって痛みが増強する)
 （1）イライラ，のぼせ，発作性の灼熱痛　…竜胆瀉肝湯
 （2）他の漢方薬が無効な場合　　　　　　…柴胡桂枝湯

物療法（カルバマゼピン），神経ブロック，微小血管減圧術，放射線治療（γナイフ）などがあるが，神経ブロックや手術が困難な場合は薬物療法が選択されることが多い．第一選択薬はカルバマゼピンとなるが，ふらつきや消化器症状，眠気などの副作用で内服困難となることがあり，漢方療法は痛みの治療とともにカルバマゼピンの副作用の軽減や減量が可能となる．山口は，1993年から25年間，186症例の三叉神経痛に使用された漢方療法の効果について検討している[2]．使用された漢方薬は，柴胡桂枝湯や五苓散，桂枝加朮附湯，麻黄附子細辛湯など14種類の漢方薬が使用されていたが，カルバマゼピンの減量や痛み指標の50％以上軽減したものを有効として，漢方の奏効率は73.2％であったと報告している．これらのなかで桂枝加朮附湯と五苓散，柴胡桂枝湯のエビデンスレポートが報告されている（表1）[2]．

a. 風寒型

寒冷で誘発され，温めると痛みは軽快する．疏風散寒，温経止痛．

31

第1部　痛みに対する漢方治療の実際

表1　三叉神経痛に用いられた方剤系の特徴

	特徴	備考
五苓散系	• 細胞膜の水チャネル（アクアポリンに作用し，微小血管圧迫による三叉神経浮腫軽減，抗炎症作用）	• 脳浮腫．硬膜下血腫にも有効性が報告されている • 柴苓湯は抗炎症効果が増強されている
柴胡桂枝湯系	• 神経細胞の Na, K 電流を減少させる • 痙攣波誘発時の神経細胞の bursting activity の抑制と Ca イオンの病的移動の抑制，疼痛閾値の上昇 • カルバマゼピン類似作用 • GABA 受容体物質の存在 • フリーラジカルの抑制	• 神経細胞の異常興奮を抑制するため，てんかん症例にも有用性が報告されている（三叉神経痛とてんかんの類似性）
桂枝加朮附湯	• 鎮痛効果はアスピリン 1.5g 程度で附子の鎮痛薬効成分のアコニチン類は塩酸モルヒネの 20 倍の抗侵害受容作用があるとの報告もある • 浮腫の軽減作用も有する	• 冷えと水滞傾向を有する症例に有用

（山口孝二郎：ペインクリニック 2017：38：S295-S303 [2] を参考に作成）

（1）葛根湯

実証で，舌質は淡で，白苔を伴い，脈診では，浮，緊，項背強（後頚部から背部へかけてのこわばり）がある．悪寒があり，冷えが強い場合には，朮と附子を加えた葛根加朮附湯を用いる．

（2）川芎茶調散

風寒による頭痛，顔面痛に用いる．顔面の発作性激痛，寒冷刺激により痛みは増強し，温めると疼痛は軽減する場合に用いる．

（3）桂枝加朮附湯

桂枝湯と朮附湯の合方で，風寒湿の邪によって痛みを引き起こす病に対する基本的処方である．風寒とともに，湿を去り，経脈を温める効果がある．

b．風熱型

発作性の灼熱性の激しい疼痛発作を起こす．顔面紅潮，目の充血などが

あり，冷やすと痛みが緩和する．疏風清熱，止痛.

(1) 清上防風湯
せいじょうぼうふうとう

顔面に鬱滞した風湿熱の邪を発表精解させる．熱感を伴った顔面痛に用いる.

c. 肝火上炎型

過度の抑うつ状態や精神的ストレス，情緒の変化などにより肝胆の疏泄機能が失調し，肝胆の気は鬱滞し熱に変化する．うつ熱が顔面，頭部に上昇すると，気血の流れは乱れ，経脈が塞がれて痛みやのぼせ，イライラが発症する．舌質は紅，舌苔は黄，脈は弦数.

(1) 竜胆瀉肝湯
りゅうたんしゃかんとう

情緒の変化によって痛みが増強する，発作性の灼熱痛に用いる．本方は，肝胆の実火と湿熱を清瀉する.

d. その他

(1) 柴胡桂枝湯

三叉神経痛に柴胡桂枝湯が効果があるという報告がある[3]．他の漢方薬で効果が得られなかった場合，柴胡桂枝湯を処方するのも一手かも知れない.

(2) 五苓散 [4]

舌の歯圧痕や全身の浮腫などを伴う場合に用いる.

2. 顎関節症

1) 疾患の概要

顎関節症は，顎関節や咀嚼筋の疼痛，開口障害などを含む包括的な診断名である．顎関節症は，咬合性，外傷性を含め，全身の様々な因子によって，顎関節部や咀嚼筋部，他の口腔顔面領域の痛みを有する疾患である．日本顎関節学会が2013年に改訂した顎関節症の病態分類は，I型：咀嚼筋障害，II型：顎関節障害，III型：関節円板障害，IV型：変形性顎関節症

第1部　痛みに対する漢方治療の実際

に分けられる[5]．漢方療法は，顎関節周囲の筋や顎関節周囲組織の疼痛緩和の目的で処方される．

　顎関節自体に異常がある場合は，開口障害と顎関節部の圧痛が認められる．そのいずれかが症状として欠如している場合は，顎内障とは診断されない．治療には，星状神経節ブロック，耳介側頭神経ブロック，トリガーポイントブロック，顎関節ブロック，関節内へのステロイドや局所麻酔薬の注入などがある．薬物療法としては，漢方薬のほかにも NSAIDs があるが，漫然と内服を続けることは避ける．

2）診断と治療

押さえておきたいポイント

①顎関節症の発症に関与する因子は咬合性，全身的因子など様々である．

②顎関節症は，関節痛や筋肉痛とともに心因性の痛みもしばしばみられる．

　漢方治療に関して山口は，「顎関節症に用いられる漢方とその効果」を，症例報告のあった 1989 年から 1999 年までの前期群と 2000 年から 2016 年までの後期群とに分け，前期および後期漢方治療群の漢方処方で比較・検討し報告している[2]．前期漢方治療群では，加味逍遥散，葛根湯およびそ

フローチャート②：顎関節症

（1）項背部筋肉痛を伴う場合　　　…葛根湯
　　　筋肉痛が強い難治性　　　　　…＋芍薬甘草湯を合方

（2）抑うつによる夜間の歯ぎしりや食い縛り，
　　　顎関節や肩のこり　　　　　…抑肝散

（3）冷え＋水滞（手掌の湿り気）…桂枝加朮附湯

34

3. 顔面痛

表2　顎関節および周辺組織の疼痛に使用する漢方

症状・症候	漢方薬
筋肉痛	葛根湯，芍薬甘草湯
湿，冷えを伴うもの	桂枝加朮附湯，葛根加朮附湯
外傷を含め血流の鬱滞を伴う	桂枝茯苓丸，治打撲一方
水滞を伴うもの	五苓散
栄養，潤いの不足によって起こる疼痛（不栄則痛）	十全大補湯など
心因性が関与するもの（歯ぎしりを含む）	四逆散，半夏厚朴湯，柴朴湯，抑肝散，抑肝散加陳皮半夏，加味逍遙散，甘麦大棗湯
緊張型頭痛などの併存	呉茱萸湯，桂枝人参湯，釣藤散，葛根湯，五苓散，当帰四逆呉茱萸生姜湯など
虚証の頭痛	順気和中湯（衛生宝鑑），補中益気湯合当帰芍薬散

(山口孝二郎：ペインクリニック 2017；38：S295-S303 [2] を参考に作成)

の合方，柴朴湯，十全大補湯を，後期群では，四逆散加味方（桂枝加朮附湯，葛根湯，附子末，芍薬甘草湯），半夏厚朴湯，甘麦大棗湯，芍薬甘草湯，五苓散，治打撲一方などが用いられていた．前期群の著効率は27.3%，有効以上は69.8%で，後期群では著効率は56.5%，有効以上84.8%だった．前期群，後期群ともに漢方薬は気剤が主体であり，筋緊張緩和や疼痛緩和に関与する方剤の合方が効果的であった．また，「顎関節および周辺組織の疼痛に使用する漢方」の報告（表2）[2] では，顎関節症における漢方療法全体の著効率は48.8%で，気剤と筋緊張緩和，疼痛緩和に関与する方剤の合方が効果を上げている．

（1）葛根湯

　顎関節痛と項背部筋肉痛を伴う場合には葛根湯を用いる．筋肉痛が強い場合は芍薬甘草湯を合方するが，電解質異常には十分注意が必要である．

（2）抑肝散

　抑うつによると考えられる夜間の歯ぎしりや食い縛りによって，顎関節や肩のこりが強い場合は抑肝散を用いる．

第1部　痛みに対する漢方治療の実際

（3）桂枝加朮附湯

顎関節の痛みとともに，冷えと手掌の湿り気など，湿を伴う場合には桂枝加朮附湯を用いる．

（4）加味逍遙散

心因性の場合は，気剤が一般的に用いられるが，加味逍遙散や柴胡桂枝湯が適応となる．

3. 非定型顔面痛

1）疾患の概要

非定型顔面痛は，器質的原因や口腔，顔面の神経走行と一致するなどの除外診断を行っても該当する疾患がなく，心理的な要因や身体表現性障害も関係する口腔，顔面の神経痛様疼痛を訴える疾病である．若年から中年者で女性に多い傾向がある．原因は不明だが，顔面外傷，抜糸，口腔外科手術などの末梢神経損傷の既往を伴うことが多い．病態は不明で，様々な症状を呈するが，特効薬はない．漢方医学的には気血両虚によって「不通則痛」の病態となり，冷えや瘀血症状などによって症状は増悪する．漢方薬としては，温補剤，利水剤，駆瘀血剤などが用いられる[1]．山口は柴胡加竜骨牡蛎湯，補中益気湯＋当帰芍薬散，加味逍遥散＋補中益気湯などを用いて著効率を上げている（図1）[1]．

2）診断と治療

押さえておきたいポイント

①非定型顔面痛は，器質的原因が認められず，心理要因や身体表現性障害も呈する原因不明の口腔・顔面の慢性持続性顔面痛である．
②漢方医学的には気血両虚によって「不通則痛」の病態となる．
③漢方薬としては，温補剤，利水剤，駆瘀血剤などが用いられる．

非定型顔面痛の診断は，患者の痛みの自覚的愁訴が主で，明確な神経症

3. 顔面痛

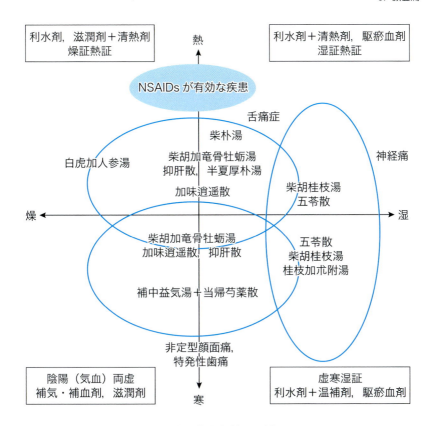

図1 寒・熱・湿・燥と慢性痛，漢方方剤の関係
(山口孝二郎：麻酔 2017；66：708-714 [1])を参考に作成)

状や身体所見が乏しいことが特徴である．東洋医学的には，気血両虚の病態を示すことが多く，治療には温補剤，利水剤，駆瘀血剤などが用いられ，柴朴湯，補中益気湯＋当帰芍薬散，抑肝散加陳皮半夏，立効散，加味逍遥散などが報告されている（図1）[1]．

① 比較的体力があるが気うつを伴い，心悸亢進やイライラなど様々な精神神経症状がある場合　例）柴胡加竜骨牡蛎湯
② 体質が比較的虚弱な女性で，疲れやすく，精神不安などの精神神経症状を伴う場合　例）加味逍遥散＋補中益気湯

第1部　痛みに対する漢方治療の実際

フローチャート③: 非定型顔面痛

（1）比較的体力があり＋精神神経症状＋著明な臍上悸
　　　…柴胡加竜骨牡蛎湯

（2）体質が比較的虚弱な女性＋倦怠感＋精神神経症状
　　　…加味逍遥散＋補中益気湯

（3）色白痩せ型の女性＋腰下肢の冷え
　　　…当帰芍薬散

---

③色白やせ型の女性で，腰や下肢の冷えを伴い，貧血や更年期障害のある場合　例）当帰芍薬散

4. 舌痛症

1）疾患の概要

　舌痛症とは，「舌に痛みの原因となる器質的な異常が認められず，臨床検査でも特に異常がないと定義される慢性の舌の痛み」であり，中年以降の女性に多くみられ，様々な特徴がある（表3）[6]．舌に持続性で限局した表在性の痛みを訴え，その痛みは灼熱感やピリピリ感などと表現される．

表3　舌痛症の特徴

1. 中年以降の女性に多い
2. 持続性，限局性の自発痛，特に灼熱感（ヒリヒリ，ピリピリ感）を訴える
3. 両側の舌縁，または舌尖部に多い
4. 疼痛は食事時や会話時に消失し，接触痛や刺激痛はない
5. 舌には器質的所見がない
6. 臨床検査に異常がない

（白井明子，小川恵子：ペインクリニック 2017；38：S305-S311 [6] を参考に作成）

痛みは舌先部や両側の舌縁に発症する．食事時や会話時には消失すること
が多く，また接触痛や刺激痛はない．

　舌痛症の原因としては，慢性的なストレスなどによる自律神経失調説や
末梢神経・中枢神経障害説などがあるが，原因不明で治療が困難なことも
多い．しかし，西洋医学的な治療で難渋していても，漢方が奏効すること
はしばしばあり，痛み治療の引き出しのひとつに漢方治療を考慮に入れる
べきであろう．漢方医学的には，気うつや肝気鬱結（ストレスによって生
じた気うつ），陰虚が重要な役割を演じていると考えられている[6]．古来
より，舌の病態は心に関係すると考えられており，「黄帝内経素問」には，
「心は舌に開し，脾は口に開する」とある．舌痛症の治療には，心の病態
の把握が大変重要となると考えられる．

2）診断と治療

押さえておきたいポイント

①舌痛症は，器質的にも臨床検査的にも異常がなく，また他の疾患を
　除外することによって診断される．
②舌痛症の原因は，慢性的なストレスによるとする説や末梢・中枢神
　経障害説がある．
③西洋医学的な治療法で治療困難な場合でも，漢方治療が奏効するこ
　とがしばしばある．

　舌痛症では，気うつ，陰虚，心・肝の病態が関与しており，治療におい
ては気の流れを是正することや陰虚の治療には滋陰することが肝要であ
る．白井らは舌痛症の漢方治療の第一選択薬に滋陰至宝湯を勧めている[6]．

a．肝気鬱結

　イライラなど，抑うつ状態に陥り，脈診では弦脈，腹診では胸脇苦満〈＋〉．
（1）柴朴湯
　小柴胡湯＋半夏厚朴湯で，気分がふさいで咽喉に違和感がある場合．

第1部　痛みに対する漢方治療の実際

フローチャート④：舌痛症

a．肝気鬱結（イライラ，抑うつ状態，弦脈，胸脇苦満）
- （1）基本処方　　　　　　　　　　　　…四逆散
- （2）気分が塞ぐ，咽喉の違和感　　　…柴朴湯
- （3）頭頚部の痛み　　　　　　　　　…四逆散＋香蘇散（柴胡疎肝湯）
- （4）体力がある＋精神神経症状＋著明な臍上悸…柴胡加竜骨牡蛎湯

b．水の不足（陰虚）
- （1）倦怠感＋尿量減少または多尿になる（腎陰虚）　…六味丸
- （2）倦怠感＋肝気鬱結＋粘稠痰・慢性咳嗽など　　…滋陰至宝湯
- （3）痰の切れにくい咳など，胃中の津液の減少による脾肺の陰の減少
　　　　　　　　　　　　　　　　　　　　…麦門冬湯

c．心の病態
- （1）のぼせ，イライラなど三焦の実熱による炎症と充血…黄連解毒湯
- （2）いつまでも続く熱や咳，不眠　　　　…竹茹温胆湯
- （3）瘀血症状　　　　　　　　　　　　　…桃核承気湯
- （4）ほてり，イライラ，不眠を伴い，頻尿，尿量減少，残尿感
　　　　　　　　　　　　　　　　　　　…清心蓮子飲

（2）四逆散

肝気鬱結の基本処方で，感情が内に鬱積した神経症状を治す．

（3）四逆散＋香蘇散

柴胡疎肝湯のエキス剤による変法で，頭頚部の痛みにも効く．

（4）柴胡加竜骨牡蛎湯

体力があるが精神神経症状があり，著明な臍上悸を認める．

b．陰虚

口渇や，眼の乾燥，粘稠痰などとともに舌の乾燥，脈診では，細脈の場合は滋潤剤を用いる．

（1）六味丸

疲れやすく，尿量減少または多尿になる腎陰虚を治す養陰の主方である．

40

(2) 麦門冬湯

痰の切れにくい咳など，胃中の津液の減少による脾肺の陰を補う．

(3) 滋陰至宝湯

疲れやすく，痰が粘稠な慢性の咳があるなど，肺の陰を補う作用に加え，肝気鬱結を改善する作用がある．

c. 心の病態を伴う場合
(1) 黄連解毒湯

のぼせ，イライラなど三焦の実熱による炎症と充血を治す．

(2) 竹茹温胆湯

いつまでも続く熱や咳があり，不眠を伴う場合．

(3) 桃核承気湯

舌裏静脈の怒張など，瘀血症状を伴う場合．

(4) 清心蓮子飲

ほてり，イライラ，不眠を伴い，頻尿，尿量減少，残尿感を伴う場合．

文献

1) 山口孝二郎：慢性痛患者への漢方医療—顔面痛への漢方治療．麻酔 2017；66：708-714
2) 山口孝二郎：痛みと漢方治療—三叉神経痛，顎関節症に対する漢方治療．ペインクリニック 2017；38：S295-S303
3) 砂川正隆，岡田まゆみほか：三叉神経痛に対する柴胡桂枝湯（TJ-10）の有用性．麻酔 2001；50：486-490
4) 代田文彦：薬物療法：三叉神経痛の漢方．ペインクリニック 2001；22：1053-1059
5) 日本顎関節学会（編）：I. 顎関節症の疾患概念．新編 顎関節症，永末書店，2013：p.1-12
6) 白井明子，小川恵子：痛みと漢方治療—舌痛症に対する漢方治療．ペインクリニック 2017；38：S305-S311

第1部　痛みに対する漢方治療の実際

4　頚肩上肢痛

1. 頚椎症，頚椎椎間板ヘルニア

1) 疾患の概要

　頚椎症，頚椎椎間板ヘルニアの諸症状は，主として加齢に伴う頚椎の退行性変性による，頚椎の変形と頚髄の障害に起因するものである．頚部や項部のこりや痛み，肩こり，上肢に放散するしびれや痛み，鈍重感などの症状が出現する．治療の多くは保存的に行われ，鎮痛薬の内服，頚椎牽引，カラー固定などが行われる．

　漢方医学では，本症の原因は，内因では加齢に伴う肝腎の虚弱や気血不足であり，外因としては，風寒湿邪の侵入や過労，外傷によると考えられている．それとともに瘀血や水滞により上肢痛などの症状をきたし，漢方薬のよい適応となる[1]．外邪は，腎が虚することによって頚部に侵入し，気血の運行が障害されることによって「不通則痛」の状態となる．

2) 診断と治療

> **押さえておきたいポイント**
> ①原因は加齢・外傷などに伴う頚椎の退行性変性による．
> ②頚部や後頚部の痛みや上肢に放散する痛みがある．
> ③治療の第一選択は内服加療であり，牽引やストレッチで対処する．

　診断には，西洋医学的な，X線，CTそしてMRIなどによる検査は必須である．障害の部位やその程度，手術の適応の有無など，詳細な情報を得ることが重要となる．

　漢方と西洋医学との総合的な治療は，慢性化した痛みやしびれの治療に

4. 頚肩上肢痛

フローチャート①: 頚椎症, 頚椎椎間板ヘルニア

a. 冷えや頭痛の原因
 （1）基本　　　　　　　…葛根湯
 （2）冷えで増悪　　　　…葛根加朮附湯

b. 痛みが慢性化し, 夜間痛がある場合
 （1）基本　　　　　　　…疎経活血湯
 （2）寒がり, 四肢の冷え …葛根湯＋桂枝茯苓丸

おける西洋医学的な治療の副作用を軽減したり, 後頚部から肩にかけての凝り, 痛みやしびれなどの治療効果を高めることができる.

a. 冷えが原因の場合

　風寒湿邪が頚部に侵入すると, 頚部の気血の流れを塞ぎ, 痛みやしびれなどが発症する. 頚椎症の初期にみられることが多い. 頚部の可動域制限があり, 後頚部に圧痛がある. 上肢の重苦しさとともに, 肩や背中の痛みなども伴う.

　治療は, 去風散寒, 止痛で葛根湯を用い, 冷えによって増悪する場合は, 葛根加朮附湯を用いる.

b. 痛みが慢性化し, 夜間痛が強い場合

　頚部痛が慢性化するとともに痛みの部位は固定されており, 夜間痛が強い. 四肢のしびれやめまいをしばしば伴い, 皮膚の乾燥などの症状を伴う. 舌質は暗紫色で, しばしば瘀斑, 瘀点を伴う, 舌裏静脈の怒張がみられる.

　治療は, 活血化瘀, 通絡止痛で, 疎経活血湯を用い, 寒がり, 四肢の冷えを伴う場合は葛根湯＋桂枝茯苓丸を用いる.

43

第1部　痛みに対する漢方治療の実際

2. 外傷性頚部症候群

1）疾患の概要

　外傷性頚部症候群は，交通事故や労働災害によるいわゆる「むち打ち症状」により，頚椎の過伸展とその後の過屈曲や，頚髄，神経根をはじめ靱帯や筋群など様々な部位が損傷することによって，頭痛，頚部痛，耳鳴，めまい感などの多彩な愁訴がみられるようになる．交通事故以外にも，労働災害，スポーツなどによっても発症し，頚部の筋や靱帯の断裂や出血とともに炎症や浮腫を生じる．交通事故などで，受傷させられたという被害者意識が精神神経的な落ち込みも手伝って，症状が遷延，慢性化することがしばしばみられる[2]．

　外傷により，様々な組織の出血や血流障害，血液の鬱滞などが発症し，漢方医学的には，頚椎の偏位による外傷によって，神経や神経根の瘀血，浮腫をきたし，気の異常（気虚，気滞，気うつ）による自律神経障害も出現する．気剤とともに，駆瘀血剤，浮腫を軽減するための利水剤，治打撲一方などが適応となる．

2）診断と治療

押さえておきたいポイント

①頚椎の前後の過伸展，過屈曲により発症する．
②様々な症状の遷延化は，精神的要素も加味されることが多い．
③漢方医学的には，瘀血と気の異常が問題となる．

　診断には，交通事故などの既往があること，頚部を中心とした広範な痛みやしびれを訴えるなどその症状からも判断できる．その他，単純X線写真やCT，MRIなどの検査や，慢性化した場合は心理テストも重要である．治療には，神経ブロックや牽引などのリハビリが有効である．漢方の出番は，慢性期に入り，気剤や駆瘀血剤などが必要となってくる．

（右上）4．頚肩上肢痛

> ## フローチャート②：外傷性頚部症候群
>
> a．瘀血
> 　（1）基本　　　　　　　…桂枝茯苓丸＋葛根湯
> 　（2）冷えを伴う場合　…桂枝茯苓丸＋葛根加朮附湯
> 　（3）気虚（症状の長期化，過労によって増悪）
> 　　　　　　　　　　　…桂枝茯苓丸＋六君子湯
>
> b．低髄圧症候群を合併（頭痛やめまい，悪心・嘔吐など）
> 　　　　　　　　　…葛根加朮附湯＋五苓散

a．外傷が原因とわかっている場合

　頚椎周囲の外傷では，初期には実証が多いが慢性期に入ってくると虚証となり，気虚，血虚，腎虚などがみられる．原因不明の症状が出現することが多いが，瘀血が頚部に停滞し，気血の流れを塞ぐことにより，後頚部のこわばりや痛み，上肢のしびれ感や痛みを訴える．

　治療は活血化瘀，通絡止痛で，葛根湯＋桂枝茯苓丸を用いる．冷えを伴う場合は，葛根湯を葛根加朮附湯に変更する．

b．症状が慢性化し精神症状を伴う場合

　症状が長期になれば，気の消耗により気虚となり，外傷による瘀血も伴って様々な症状が出現する．痛みやしびれ感が遷延し，過労によって症状は増悪することもある．症状が長期化することによって，精神神経症状を伴うことがしばしばある．

　治療は，益気活血，化瘀通絡であり，六君子湯＋桂枝茯苓丸を用いる．

c．後頭部の牽引痛など頭痛や悪心・嘔吐を伴う場合

　外傷性頚部症候群は，しばしば低髄圧症候群を合併しており，痛みやしびれとともに頭痛やめまい，悪心・嘔吐などの症状を訴えることがある[3]．治療は，葛根加朮附湯に五苓散を合方するのも一方である．

45

第1部　痛みに対する漢方治療の実際

3. 肩関節周囲炎

1) 疾患の概要

　肩関節周囲炎には種々の定義があって，統一された診断基準はない．狭義の五十肩は，「中年以降に発症し，肩関節の痛みと可動域制限をきたすもののうち病変の部位を特定できないもの」と定義されている．肩関節周囲炎は，石灰沈着性腱板炎，腱板の断裂，上腕二頭筋の長頭筋腱に起因するものなど，様々な病態で発症する．肩関節は人間の身体のなかで最大の可動域を保っており，複雑な機構を有していることからその機能も大変複雑であり一様ではないことで，治療に難渋することがしばしばある[3]．

　本病は，原因が多彩でその症状も複雑であり，漢方医学的には，外邪の侵入や外傷，過労などが原因と考えられているが，様々な原因により肩関節や肩関節周囲の筋の気血の運行が障害されて発症する．風寒湿邪が本症の発症の誘因であり，身体が虚の病態であるときに侵入する．

2) 診断と治療

押さえておきたいポイント

①肩関節周囲炎は，加齢とともに様々な原因によって発症する．

②肩関節の可動域は大きく，その機構は複雑で障害の把握が困難なことが多い．

③風寒湿邪の侵入によって発症し，気血の運行が障害される．

　発病の原因が多彩で，その病状も複雑なので，診断を行うには，発症状況，痛む部位や肩関節の稼働時の痛みの範囲，性質など様々な角度からの観察が必要となる．発症から治癒など様々な状況があるが，時に凍結肩と言われるように，可動制限を伴ったまま症状が固定されることもある．筋肉の異常緊張がある場合は，いずれの場合でも，芍薬甘草湯を合方する．

46

4. 頸肩上肢痛

フローチャート③: 肩関節周囲炎

a．冷え＋腫脹
  （1）比較的初期　　　　　　　　　　…葛根湯＋二朮湯
  （2）痛みが強く，冷えを伴う場合　…桂枝加朮附湯
  （3）夜間痛　　　　　　　　　　　　…桂枝茯苓丸加薏苡仁＋二朮湯

b．熱感＋腫脹（冷やすと痛みが軽減）…越婢加朮附湯＋二朮湯

c．瘀血
  （1）基本　　　　　　　　　　　　　…疎経活血湯
  （2）痛みが強い，夜間痛　　　　　　…桂枝茯苓丸加薏苡仁＋二朮湯

---

a．可動域が狭く，痛みが強い場合

　風寒湿邪は肩関節やその周囲の筋肉に侵入し，気血の流れを塞ぐことで発症する．侵入する邪気の種類によって症状が異なる．風邪は，その痛みがしばしば変化し，痛みが強くなったり，弱くなったりする．湿邪の痛みは重苦しさを伴い，寒邪の痛みは激痛となる．

　治療は，祛風除湿，散寒止痛で，桂枝加朮附湯，葛根湯＋二朮湯，夜間痛には，桂枝茯苓丸加薏苡仁＋二朮湯を用いる．

　桂枝加朮附湯：痛みが強く，冷えや貧血を伴う場合に用いる．

　葛根湯＋二朮湯：葛根湯は比較的初期に用いるが，二朮湯は胃腸症状とともに水毒体質の患者に用いる．

b．熱感があり，冷やすと痛みは軽減する場合

　湿熱邪も肩関節や周囲の筋肉に直接侵入し，湿熱が肩の気血の運行を障害するために痛みが出現する．肩関節に痛みと熱感があって，冷やすと痛みは軽減する．舌質は紅，舌苔は黄膩，脈は弦滑．治療は，清熱化湿，益気通絡で，越婢加朮附湯＋二朮湯を用いる．

47

第1部 痛みに対する漢方治療の実際

c. 外傷や過労が原因と考えられる場合

　外傷や過労が原因となって，肩関節周囲の気血の流れが障害され，瘀血の病態となって発症する．肩関節や筋肉の激痛発作が出現し，次第に痛みは増強，夜間痛も出てきて不眠傾向となる．痛みによる運動制限があり，疲れやすい．舌質は淡か瘀斑，瘀点がみられ，舌苔は薄白，舌裏静脈の怒張がある．脈は沈細．治療は，活血行気，通絡止痛で，疎経活血湯，桂枝茯苓丸加薏苡仁＋二朮湯を用いる．

　桂枝茯苓丸加薏苡仁＋二朮湯：痛みが強く，夜間痛で眠れないような場合に用いる．

文献

1) 吉田祐文：慢性痛の漢方治療：変形性脊椎・関節症，椎間板ヘルニア．薬局 2015；66：39
2) 濱口眞輔：痛みと漢方治療：肩凝り，頸部痛，外傷性頸部症候群に対する漢方治療．ペインクリニック 2017；38：S321-S330
3) 吉田祐文：痛みと漢方治療：肩関節周囲炎，上肢痛に対する漢方治療．ペインクリニック 2017；38：S331-S339

5 胸背部痛

　胸背部痛に対する漢方治療の報告は少なく，漢方薬のより効果的な使用が期待される分野である．ここでは，肋間神経痛，脊椎圧迫骨折，開胸術後症候群について述べる．

1. 肋間神経痛

1) 疾患の概要

　胸背部痛のなかで，臨床上遭遇することが多いのが，肋間神経痛である．肋間神経痛に代表される両脇部や側胸（腹）の痛みは，経絡の流れから，五臓の「肝」や「胆」の異常に由来することが多く，黄帝内経にも「邪は肝にあれば，すなわち両脇中痛む」と胸脇痛（胸背部の痛み）と「肝」の関連が記されており，心因性の要因が絡むことが多いとされている．

2) 診断と治療

押さえておきたいポイント

①ストレス（肝気鬱結），精神症状に注目する．
②瘀血（"血"の滞り）を診る．
③冷えを診る．

　肋間神経痛によく用いられるのは柴胡疎肝湯である．残念ながら医療用漢方エキス製剤にはないため，四逆散＋香蘇散で代用する．肝の疏泄作用（気の流れをスムーズに動かす作用）の失調を改善する薬で，ストレスからくる胸脇部の痛みを改善する．

　しかし，肋間神経痛の原因疾患は様々であり，漢方治療もこの処方だけ

第1部　痛みに対する漢方治療の実際

フローチャート①: 肋間神経痛

a. ストレス（肝気鬱結）が強いタイプ
- （1）肩背の強張り　　　　　　　　…柴胡疎肝湯（四逆散＋香蘇散）
- （2）強い胸脇苦満＋便秘　　　　…大柴胡湯
- （3）不定愁訴　　　　　　　　　　…加味逍遙散

b. 瘀血が強いタイプ（気滞を伴いやすい）
- （1）瘀血＜気滞　　　　　　　　　…四逆散＋桂枝茯苓丸
- （2）瘀血＞気滞＋便秘がある…通導散

c. 冷えがあるタイプ
- （1）冷え＋倦怠感，痛みが背部に放散　　…当帰湯
- （2）冷え（手背，足背，背部)＋むくみ　　…桂枝加朮附湯
- （3）冷え（腹部の冷え，手掌・足底の冷え)…人参湯
- （4）冷え＋慢性化　　　　　　　　　　　…五積散

で解決できない．肋間神経痛の漢方医学的なタイプ分類と治療をフローチャート①に示す[1]．ここでは，a. ストレス（肝気鬱結）が強いタイプ，b. 瘀血が強いタイプ，c. 冷えがあるタイプの3つの場合に分類してアプローチする．

a. ストレス（肝気鬱結）が強いタイプ
（1）ストレス＋肩背の強張り

"肝"の疏泄作用（気の流れをスムーズに動かす作用）が失調して起こる．胸脇部の張る痛み，情緒の変動によって痛みが変動する，胸苦しい，ため息が多い，抑うつなどの症状を伴う．このような「ストレスによって肩背部の強張り痛むタイプ」には柴胡疎肝湯を使う．柴胡疎肝湯はエキス剤にはないので，四逆散＋香蘇散で代用する．

（2）ストレス強＋胸脇苦満（肋骨弓下の張り）＋便秘

「ストレスが強く，体力があり胸脇苦満が強いタイプ」には，大柴胡湯

50

5. 胸背部痛

を用いる.

（3）ストレス＋不定愁訴

"気"の滞りの改善と同時に"血"の滞りや不足も改善できるのが，加味逍遙散である．イライラ，怒りっぽい，胸脇部が張って苦しい，脇の痛みなどの肝気鬱結を改善させる．症状が逍遙する（あちこち移動する），いわゆる精神症状も含めた不定愁訴に用いられる．

> ### 加味逍遙散
>
> ◦ 内にとどめることなく，すべて外に向けて発散するが，交感神経系は緊張状態にあるため，痛みが改善しにくい状態である.
>
> ◦ 上部の熱を冷ます薬と温性薬で構成され，冷えのぼせ（上熱下寒）に使う.
>
> ◦ 気の流れを改善させ，気や血を補う作用を持ち，慢性疼痛の治療を行う上で，有用な処方である.
>
> [Key point]
>
> ・不定愁訴　愁訴が多い
>
> ・冷えのぼせ
>
> ・腹証　腹力中等度以下　2-3/5，軽度の胸脇苦満，臍傍の圧痛（瘀血の所見）（p.110「図2　代表的な漢方薬の腹診所見」を参照）

症例 左胸背部痛を訴えた70歳男性．身長170cm，体重70kg

4年前から右胸背部のピリピリした痛みが出現した．前医で様々な鎮痛剤を処方されたが無効であったため，漢方外来に紹介された．がっちりした体格でイライラして怒りっぽい．腹診上，腹力4/5，強い胸脇苦満を認めた．排便は1回/3日．腹診上の強い胸脇苦満，便秘傾向から大柴胡湯（ツムラ8）7.5g/日を開始したところ，約3週間の内服で痛みは改善した．

51

第1部　痛みに対する漢方治療の実際

b．瘀血が強いタイプ

　瘀血の痛みは固定性で，チクチクと刺すような痛み（刺痛）であることが多い．瘀血所見（総論 p.146 表3，p.146〜147 参照）がみられるときには，抑うつ，イライラなどの“気”の停滞（気滞）を伴っていることが多く，逆に，ストレスなどで気滞が長く続くと瘀血を伴いやすくなる．よって，気滞と瘀血は両方認める場合が多い．瘀血と気滞のどちらの要因が大きいかのバランスを考えて処方を選択していく．

> 瘀血は所見で診る！（総論 p.146 表3，p.146〜147 参照）
> ○瘀血は“症状”ではなく，“所見”で診る．
> 　例）舌診上の色調が暗紫色，瘀斑，舌下静脈の怒張．腹診の下腹部の圧痛．疼痛部周辺の細絡など．

（1）瘀血＜気滞

　瘀血に比べて，抑うつ，イライラなどの気の停滞（気滞）の症候も強いときは，四逆散＋桂枝茯苓丸を合方して用いる．

（2）瘀血＞気滞＋便秘がある

　精神症状がそれほどなく，気滞に比べて瘀血所見が強く便秘を認める場合は，通導散を用いる．

c．冷えがあるタイプ

　冷えによって胸背部痛が起こるタイプである．冷える部位や，冷え以外の症候をみる．

（1）冷え＋倦怠感，痛みが背部に放散

　腹部や四肢の冷えがあり，倦怠感を伴うタイプである．倦怠感があり，胃腸が弱いタイプで，血色が悪く皮膚のつやがない，四肢のしびれなどの“気血の不足”があり，腹部や手足の冷えを認める．痛みは，寒冷により増悪する傾向があり，みぞおちから背部に放散することが多い．このようなタイプに用いるのは当帰湯である．当帰湯は，“気”と“血”の不足を補う作

52

用，体を温める作用と血流改善作用を持ち，冷えによる痛みを軽減する．

（2）冷え（手背，足背，背部）＋むくみ

冷えとむくみを認めるタイプ（寒湿痺）に使うのは桂枝加朮附湯である．
寒冷や気圧の変化により増悪する痛みに用いる．冷える部位は，手背，足
背，背部などの冷えを認めることが多い．

桂枝加朮附湯

○桂枝加朮附湯は，桂枝湯に朮・附子を加えた処方である．

○体を温め，体内の余分な水を除いて，痛みを改善させる．

[Key point]

・手背，足背，背部の冷え

・寒冷や気圧の変化で痛みが増悪する

（3）冷え（腹部の冷え，手掌・足底の冷え）

腹部，手掌・足底の冷えは，胃腸の冷え（脾胃の陽気が不足）で，脾が正
常の消化吸収作用（運化）を営むことができず，痛みを起こすタイプであ
る．冷たい飲食物のとりすぎや寒冷の環境により発症する．このような冷
え（腹部，手掌・足底の冷え）を認めるときは，"乾姜" が含まれた人参湯を
用いる．

（4）冷え＋慢性化

慢性化し，冷えや血行障害，胃腸障害などを総合的に改善する必要があ
るタイプに用いるのが，五積散である．

第1部　痛みに対する漢方治療の実際

人参湯

○腹部を温めて胃腸の働きを整えて，冷えによる胸痛，腹痛，消化器症状を改善する．

［Key point］

・手足（手掌，足底）や腹部の冷え

・寒冷で増強する痛み

・つばやよだれが多い，下痢（ときには便秘）などの虚寒の症状

・気虚の症候（総論 p.146 表3，p.146～147 参照）

　　例）倦怠無力感，食欲不振，声に力がない

・腹診：心下痞鞕

五積散

○気・血・水の巡りをよくし，体を温め，胃腸の働きを整えて，総合的に体質を改善する．気，血，水，寒（冷え），食（食物），の5つの毒の停滞を改善することから名付けられた．桂枝湯や麻黄湯，平胃散，苓桂朮甘湯，二陳湯，排膿散，四物湯，桔梗湯など様々な漢方薬の方意を持つ[2]．

［Key point］

・胃腸が弱く体に冷えがある

・慢性の痛み

・総合的に体質を改善する必要がある人

5. 胸背部痛

2. 脊椎圧迫骨折

1) 疾患の概要

　脊椎圧迫骨折は，骨粗鬆症などの骨の脆弱性や腫瘍による病的骨折など様々な原因によって生じ，当該部位の腰背部痛をきたす．外傷を契機とすることが多く，患部の骨の破損，出血，血腫，腫脹などを伴う．漢方医学的な病態は，瘀血と水滞である．瘀血や水滞が起きると，"気"の流れも滞るようになる．骨癒合後も痛みが改善しない場合は，神経根や脊髄が圧迫され，神経障害性疼痛の要因が絡んで病態が複雑化することが多い[3]．

2) 診断と治療

　血腫の除去目的の治打撲一方（ちだぼくいっぽう）と，瘀血改善の基本薬である桂枝茯苓丸を合わせて用いることが多い．実際には，脊椎圧迫骨折の病期によって病態が変化するため，漢方医学的な治療も変わってくる．漢方治療の実際を急性期，亜急性期，慢性期に分けて示す．

a. 急性期：瘀血と腫脹の改善

　打撲直後の血腫，漿液の漏出による腫脹，疼痛には，桃核承気湯（とうかくじょうきとう）を用いる．

b. 亜急性期：血腫の除去＋瘀血の改善

　血腫を除去する治打撲一方と駆瘀血剤の桂枝茯苓丸を合方して用いる．

> 大黄
> ○桃核承気湯，治打撲一方に含まれている大黄には，消炎・止血・瀉下作用があり，骨折による出血・腫脹を改善させ排出させる．瀉下作用があるため，便秘がない患者への投与は注意が必要である．

55

第1部　痛みに対する漢方治療の実際

フローチャート②: 脊椎圧迫骨折

- a．急性期
  瘀血＋腫脹の改善　　　　　　　…桃核承気湯

- b．亜急性期
  瘀血＋血種の除去の改善　　　　…治打撲一方＋桂枝茯苓丸

- c．慢性期
  肋間神経痛の漢方治療（p.50 フローチャート①）に準じて治療

  - （1）ストレス（肝気鬱結）が強いタイプ
    - 肩背の強張り　　　　　　　…柴胡疎肝湯（四逆散＋香蘇散）
    - 強い胸脇苦満＋便秘　　　…大柴胡湯
    - 不定愁訴　　　　　　　　　…加味逍遙散

  - （2）瘀血が強いタイプ
    - 瘀血＜気滞　　　　　　　　…四逆散＋桂枝茯苓丸合方
    - 瘀血＞気滞＋便秘がある…通導散

  - （3）冷えがあるタイプ
    - 冷え＋倦怠感，痛みが背部に放散　　　…当帰湯
    - 冷え（手背，足背，背部)＋むくみ　　　…桂枝加朮附湯
    - 冷え（腹部の冷え，手掌・足底の冷え）…人参湯
    - 冷え＋慢性化　　　　　　　　　　　　…五積散

---

c．慢性期

　脊椎圧迫骨折で骨癒合後も痛みが遷延する場合は，神経障害性疼痛，心因性疼痛の要因が絡み病態が複雑化している．「1．肋間神経痛の漢方治療（フローチャート①）」に準じて，下記の3つに分類してアプローチする．

　（1）ストレス（肝気鬱結）が強い

　（2）瘀血が強い

　（3）冷えがある

56

5. 胸背部痛

> **症例** 背部痛を訴える 80 歳女性
> 1 週間前から背部痛が出現した．背部の叩打痛を認めたため，胸腰椎の X 線，MRI を施行したところ，第 11 胸椎に圧迫骨折を認めた．コルセットを装着し，治打撲一方（ツムラ 89）5g＋桂枝茯苓丸（ツムラ 25）5g を投与したところ，内服 2 週間後には，痛み numeral rating scale（NRS）は 8/10 から 2/10 に改善した．

3. 開胸術後症候群

1）疾患の概要

　開胸術後症候群は，術後遷延性疼痛（chronic postsurgical pain：CPSP）のひとつで，術後 2 ヵ月以上持続する痛みとされ，開胸手術後の 35％に発症するとの報告もある[4]．痛みは灼熱痛や感覚異常などを神経障害性疼痛の様相を呈し[5]，慢性化すると心理社会的因子などの病態が複雑化する．漢方治療は，肋間神経痛に準じて行うが，神経障害性疼痛の要素が強く痛みが慢性化しやすい．慢性化すると，漢方医学的な，「不足（虚）」の病態（気虚，血虚，津液の不足）を伴いやすくなるほか，心理社会的な要因により五臓のなかで特に，「肝」・「脾」・「心」の異常をきたしやすくなる（「9. 心因性疼痛」の章を参照）．

2）診断と治療

　a. ストレス（肝気鬱結）が強いタイプ，b. 瘀血が強いタイプ，c. 冷えがあるタイプは，前述の「1. 肋間神経痛」（p.49～54）の治療に準ずる．その他に，慢性化に伴う，d. "不足（虚）"の病態（気虚，血虚，津液の不足）や，e. 精神症状も考慮する必要があり，漢方治療も包括的に評価して，症例に応じた治療が必要となる．

a. ストレス（肝気鬱結）が強いタイプ

　「1. 肋間神経痛」の a）（p.50～51）を参照．

57

第1部　痛みに対する漢方治療の実際

フローチャート③：開胸術後症候群

a．ストレス（肝気鬱結）タイプ
b．瘀血（"血"の滞り）タイプ　（「1.肋間神経痛」フローチャート①
c．冷えタイプ　　　　　　　　　を参照）

d．不足（虚）があるタイプ
　　　　（1）血虚（"血"の不足）＜栄養不良の所見＞
　　　　　　　基本　　　　…四物湯
　　　　　　　むくみ　　　…当帰芍薬散
　　　　　　　冷え症　　　…当帰四逆呉茱萸生姜湯

　　　　（2）陰虚（"水"の不足"）＜乾燥，ほてり＞
　　　　　　　乾燥とむくみ，四肢のほてり　…六味丸

　　　　（3）気虚（"気"の不足）＜倦怠感＞　…六君子湯，補中益気湯

　　　　（4）気血両虚（"気"と"血"の不足)＜倦怠感＋栄養不良＞
　　　　　　　　　　　　　　　　　　　…十全大補湯

e．精神症状が強いタイプ（「9.心因性疼痛」を参照）
　　　　（1）イライラ・易怒性
　　　　　　　内に秘めた怒り，焦燥感，筋痙攣，舌の突出が悪い…抑肝散
　　　　　　　抑うつ，落ち着かない＜肝気鬱結＞　…四逆散

　　　　（2）不安
　　　　　　　全身倦怠感　　　…加味帰脾湯
　　　　　　　虚証　　　　　　…桂枝加竜骨牡蛎湯
　　　　　　　いらいら，驚きやすい，胸脇部の張り…柴胡加竜骨牡蛎湯

　　　　（3）抑うつ症状
　　　　　　　咽喉頭部異物感（梅核気）胸の詰まり…半夏厚朴湯
　　　　　　　虚証　鳩尾の圧痛…香蘇散

　　　　（4）情緒不安定
　　　　　　　情緒不安定，悲傷して泣きたい…甘麦大棗湯

b. 瘀血が強いタイプ

「1. 肋間神経痛」の b）（p.52）を参照.

c. 冷えがあるタイプ

「1. 肋間神経痛」の c）（p.52～53）を参照.

d. 不足（虚）があるタイプ

"気"・"血"・"水"の不足（p.146 表 3，p.146～148 参照）を評価して，不足しているものを補う治療をする.

（1）血虚（血の不足）

"血"の不足である．栄養不良の所見が参考になる.

⊙基本：四物湯

①むくみが強い場合は，当帰芍薬散を用いる.

②冷えが強い場合は，当帰四逆呉茱萸生姜湯を用いる.

（2）陰虚（水の不足）

乾燥やほてりなどは，"水"の不足（陰虚）の所見がある.

陰虚（腎陰虚）に用いられるのは，六味丸である．六味丸は，よい水を補い，病的な水を排するイメージの薬である．乾燥やむくみなどの水分調整障害の所見，四肢のほてりなどを指標に用いる.

（3）気虚（倦怠感）

気虚は"気"の不足である．気虚があり，全身倦怠感を示すタイプには，補中益気湯を用いる．気虚でも食欲不振が前面に出るタイプには，六君子湯を用いる.

（4）気血両虚（倦怠感＋栄養不良の所見）

"気"と"血"の不足している気血両虚では，上記の「倦怠感」と「栄養不良の所見」の両方を認める．このような場合には，気と血を補う十全大補湯を用いる.

第1部　痛みに対する漢方治療の実際

e. 精神症状が強いタイプ

　痛みの慢性化により，心理社会的な要因など病態が複雑化しやすくなる．心因性の要因が考えられる場合は，精神症状のタイプをみる（「9. 心因性疼痛」の章を参照）．

（1）イライラ・易怒性

・内に秘めた怒り，焦燥感，筋痙攣，舌の突出が悪い　処方）抑肝散

・抑うつ，落ち着かない〈肝気鬱結〉　処方）四逆散

（2）不安

・全身倦怠感　処方）加味帰脾湯

・虚証　処方）桂枝加竜骨牡蛎湯

・イライラ，驚きやすい，胸脇部の張り　処方）柴胡加竜骨牡蛎湯

（3）抑うつ症状

・咽喉頭部異物感（梅核気）　処方）半夏厚朴湯

・虚証　鳩尾の圧痛　処方）香蘇散

（4）情緒不安定

・情緒不安定，悲傷して泣きたい　処方）甘麦大棗湯

症例　左胸部痛（開胸術後痛）を訴えた74歳男性．身長160cm，体重50kg．

肺癌で左開胸手術施行後，創部痛が残存した．抗血小板剤内服中であったため，神経ブロックなどの侵襲的治療は行えず，プレガバリンを300mg/日まで漸増投与されたが痛みは軽減しなかったため，漢方外来に紹介された．背中の冷えがあり，痛みは寒冷で増悪し入浴すると軽減する傾向があり，倦怠感，食欲不振を認めた（フローチャート①③のc-(1)タイプ，p.52～53参照）．当帰湯（ツムラ102）7.5g/日を開始したところ，投与後2週間で冷え症状の改善とともに痛みも改善した．

おわりに

　胸背部痛は，ストレスや冷えなど漢方治療の適応となる病態が背景にあることが多い．今後，有用な漢方治療の確立が期待される分野である．

文献

1) 上妻四郎，趙基恩：胸脇部の痛み．痛みの中医診断学，東洋学術出版社，2000：p.217-221
2) 秋葉哲生：五積散．活用自在の処方解説，ライフ・サイエンス，2009：p.132-133
3) 大瀬戸清茂：脊椎圧迫骨折．ペインクリニック診断・治療ガイド 痛みからの解放とその応用，日本医事新報社，2015：p.391-395
4) Fletcher D, Stamer UM, Pogatzki-Zahn E et al：Chronic postsurgical pain in Europe：An observational study. Eur J Anaesthesiol 2015：32：725-734
5) Merskey H：Post-thoracotomy Pain Syndrome, IASP Press, 1994：p.143-144

第1部　痛みに対する漢方治療の実際

腰下肢痛

1. 急性の腰痛

1) 疾患の概要

　急性腰痛はよく遭遇する疼痛疾患であるが，その病態は単純ではない．腰椎に対する急激な過負荷によって腰背部筋群の過緊張や攣縮による筋筋膜性疼痛，あるいは椎間関節や仙腸関節に過重な負荷がかかり急性の関節症の形で発症すると考えられる．

2) 診断と治療

> **押さえておきたいポイント**
> ①駆瘀血剤と芍薬甘草湯を短期間投与．
> ②外傷後なら治打撲一方．
> ③冷えると痛む場合は附子剤．

　漢方的には痛む部位の筋肉の過緊張を軽減するために芍薬甘草湯を短期間使うが，これに駆瘀血剤を適宜併用する．芍薬甘草湯は腹直筋の緊張が強いことを目標とするのが一般であるが，腹斜筋や背部の傍脊柱筋の緊張も参考になる．

(1) 基本

◉基本：芍薬甘草湯＋駆瘀血剤

①芍薬甘草湯は，背筋の緊張が強い場合に用いる．
②駆瘀血剤は，治打撲一方の圧痛［▶動画：治打撲一方の圧痛点］が認められれば，治打撲一方（あるいは 治打撲一方＋桂枝茯苓丸）を，圧痛がなければ桂枝茯苓丸を用いる．便秘が強い場合は，通導散，桃

6. 腰下肢痛

フローチャート①: 急性腰下肢痛

(1) 基本：芍薬甘草湯＋＜駆瘀血剤＞

・駆瘀血剤
治打撲一方の圧痛点（＋）…治打撲一方
（or 治打撲一方＋桂枝茯苓丸）
圧痛点（－）…桂枝茯苓丸

便秘が強い場合　　　　…通導散，桃核承気湯

痛みが夜間に強くなる　…疎経活血湯

＊打撲による腰痛　…治打撲一方 or 治打撲一方＋桂枝茯苓丸
＊ぎっくり腰　　　…治打撲一方＋疎経活血湯

治打撲一方の使用ポイント
①治打撲一方の圧痛点がある［動画：治打撲一方の圧痛点］
②打撲などの外傷が明らか
③仰臥しているときも痛みがあり，寝返り・起床時に痛む症例

(2) 冷え
冷え性がある or 急に冷えて痛くなった場合
…桂枝茯苓丸＋附子（桂枝加朮附湯）
…当帰芍薬散＋附子（桂枝加朮附湯）
…当帰四逆加呉茱萸生姜湯

全身的に冷えが強い…麻黄附子細辛湯

腰部から臀部・大腿外側部が冷えて痛む
…麻黄附子細辛湯＋芍薬甘草湯

クーラーなどにあたると痛む場合　…五積散

63

第1部　痛みに対する漢方治療の実際

核承気湯を用いる．痛みが夜間に強くなる傾向にある場合は，疎経活血湯を用いる．

例）桂枝茯苓丸＋芍薬甘草湯

　　治打撲一方＋芍薬甘草湯

・打撲による腰痛：治打撲一方，治打撲一方＋桂枝茯苓丸を用いる．

・ぎっくり腰：治打撲一方＋疎経活血湯．治打撲一方＋疎経活血湯は，ぎっくり腰に第一選択的に用いてよい．

・腹直筋や背部の筋群の緊張が強い場合：治打撲一方＋疎経活血湯＋芍薬甘草湯を用いる．

> **治打撲一方の使用目標**
> ①治打撲一方の圧痛点がある［▶️動画：治打撲一方の圧痛点］
> ②打撲などの外傷が明らか
> ③仰臥しているときも痛みがあり，寝返りするときや，起床時に痛む．

(2) 冷え

①もともと冷え性が強いor急に冷えて痛くなった場合：桂枝茯苓丸＋附子（桂枝加朮附湯），当帰芍薬散＋附子（桂枝加朮附湯），当帰四逆加呉茱萸生姜湯を用いる．

②全身的な冷えが強い：全身的にも冷えが強く，手足も冷たく元気がない場合は，麻黄附子細辛湯を用いる．

③腰部から殿部，大腿外側部が冷えて痛む場合は，麻黄附子細辛湯＋芍薬甘草湯を用いる．

④クーラーなどにあたると痛む場合：五積散を用いる．

6. 腰下肢痛

症例 57歳，男性．殿部・下肢痛

2週間ほど前から，左の殿部から下腿にかけての筋が入っているように痛い．夜間痛くて目が覚める．以前に腰椎椎間板ヘルニアと診断されたことがある．SLRテスト陽性．L5, S1の根性痛を認める．単純X線写真で，L4/5の狭小化，骨性変化を認める．

筋肉質で舌裏静脈が怒張している．腹直筋の緊張が著明で，治打撲一方の圧痛は認めない．

- 桂枝茯苓丸（大杉25）3g・疎経活血湯（ツムラ53）5g・芍薬甘草湯（コタロー68）4g　分3　食間
- 1週間後：「完全に治った」

症例 17歳，女性．腰痛

新体操部員で2ヵ月前から腰が痛く，起床時から辛い．同じ姿勢を続けていると痛む．新体操で後ろに反ると痛む．寝返りはできる．整骨院でいったんはよくなったが，またすぐに痛くなった．

元気な感じで，痛みで練習ができないことに対する心理的なプレッシャーはあまり感じられない．腹診で治打撲一方の圧痛を認めた．痛みはじめて2ヵ月とやや長いので附子を加味した．

- 治打撲一方（ツムラ89）3.75g・加工附子末（三和01）0.3g　分2　朝，夕食前
- 1週間後：「少し減ってきた．朝の腰痛が減った」
- 2週間後：「普通に練習ができます」

2. 慢性の腰下肢痛

1）疾患の概要

　慢性に経過する腰下肢痛の原因は多岐にわたり，病態は極めて複雑である．慢性化する要因には，老化，冷え，末梢循環不全，浮腫，交感神経の過緊張，心理的な緊張などがあり，治療に際してはそれらの要因を考慮し

65

第1部　痛みに対する漢方治療の実際

なければならない.

　高齢者の腰下肢痛は，ほとんどの症例で腎虚があり，イメージとしては下半身の深部温が低下しているような状況である．これに対処しておくこと（補腎）は腰痛のみならず高齢者の痛み全般の治療で重要である．

2) 診断と治療

押さえておきたいポイント

①外傷の既往がなくても治打撲一方の圧痛があれば治打撲一方.
②高齢者には八味地黄丸や牛車腎気丸を併用する.
③温めると楽になるなら附子剤を.
④イライラ，不眠にも配慮する.

（1）基本

◉基本：疎経活血湯

①打撲など外傷歴ある場合：打撲など外傷歴ある場合は，治打撲一方を併用する．　例）疎経活血湯＋治打撲一方

②瘀血がある場合：瘀血がある場合は，桂枝茯苓丸を併用する．例）疎経活血湯＋桂枝茯苓丸

③高齢者：高齢者の腎虚 ［▶️ 動画：腎虚の顔色・舌］ の症状としては，足が冷える，夜間の小便回数が多い（尿量は少ない），歩幅が狭い，赤ら顔，乾燥しがちな舌などである．八味地黄丸が適応とされることが多いが，下肢に浮腫傾向があるときは牛車腎気丸がよい．補腎しながら局所の異常に対処することが高齢者の慢性腰痛の治療効果を高めるコツである．　例）疎経活血湯＋牛車腎気丸（八味地黄丸）

（2）冷え

①腰・殿部の冷え，多尿：尿量，尿回数が多く，腰や殿部が冷える場合は，苓姜朮甘湯を用いる.

②手先・足先の冷え，しもやけの既往：手先，足先の冷えが強く　しもやけの既往がある場合は，当帰四逆加呉茱萸生姜湯を用いる.

6. 腰下肢痛

フローチャート②：慢性腰下肢痛

- （1）基本：疎経活血湯
  - 打撲など外傷歴あり　　…（基本）＋治打撲一方
  - 瘀血症がある　　　　　…（基本）＋桂枝茯苓丸
  - 高齢者　浮腫傾向あり　…（基本）＋牛車腎気丸
  　　　　　浮腫傾向なし　…（基本）＋八味地黄丸
  - 温めると楽になる　　　…（上記処方）＋附子末
- （2）冷え
  - 尿量・尿回数が多い，腰や臀部の冷え　…苓姜朮甘湯
  - 手先・足先の冷えが強い，しもやけの既往
  　　　　　　　　　　　…当帰四逆加呉茱萸生姜湯
  - 下肢の冷えやむくみが強い　…当帰芍薬散＋（附子末）
  - 気うつ傾向で冷えを伴う場合　…麻黄附子細辛湯＋桂枝湯
- （3）ストレス
  - イライラ，不眠などの交感神経系の緊張を伴う
  　　　　　　　　　　　…（上記処方）＋疏肝解鬱剤の併用

---

③下肢の冷えやむくみ：下肢の冷えやむくみが強い場合は，当帰芍薬散＋（附子末）を用いる．

④気うつ傾向を伴う冷え：気うつ傾向で冷えを伴う場合は，麻黄附子細辛湯＋桂枝湯を用いる．

（3）ストレス

イライラ，不眠などの交感神経系の緊張を伴う場合は疏肝解鬱剤を併用する（「9. 心因性疼痛」の章を参照）．

67

第1部　痛みに対する漢方治療の実際

症例　76歳，女性

Th12の腰椎圧迫骨折で入院中．朝起床時に右足の膝から上，股の付け根まで痛みがあって，1時間から2時間ぐらい，叩いたりさすったりしている．L3/4の椎間板ヘルニアを指摘されている．硬膜外ブロック，神経根ブロックを受けたが無効であった．各種鎮痛補助薬，芍薬甘草湯，ジクロフェナク坐剤を使用している．

痩せた老人で顔色，舌の所見は瘀血証を示している．腹診で治打撲一方の圧痛を認めた．

- 八味地黄丸（ツムラ7）5g　分2　10時・20時
- 治打撲一方（ツムラ89）5g・桂枝茯苓丸加薏苡仁（ツムラ125）5g・加工附子末（三和01）1g　分2　早朝・15時
- 2週間後：「ほとんどよくなった」

3. 脊柱管狭窄症

1) 疾患の概要

　脊柱管狭窄症の病態は複雑で，椎間板ヘルニア，骨棘などの骨の異常増殖を含めた脊椎の変形によって脊髄神経が圧迫され，虚血状態になって起きるものとされる．

2) 診断と治療

押さえておきたいポイント

①牛車腎気丸と四物湯を中心に．
②難治例には大防風湯を考える．

　狭小化した脊髄腔に少しでも余裕をもたせるために，浮腫や鬱血を軽減し，虚血のために被刺激性が亢進した脊髄神経を鎮静するような戦略が取られる．したがって，牛車腎気丸＋四物湯の合方を基本として，患者の体質，痛みの傾向に随って，各種方剤を併用することになる．

68

6. 腰下肢痛

> ## フローチャート③：腰部脊柱管狭窄症
>
> ─（1）基本：牛車腎気丸＋四物湯
> 　　─瘀血が強い　　　　…（基本）＋桂枝茯苓丸
>
> 　　─水毒症，浮腫傾向　…四物湯を当帰芍薬散に替える
> 　　　　　　　　　　　　…（基本）＋防己黄耆湯
>
> 　　─冷えが強い　　　　…（基本）＋附子末
> ─（2）難治例　　…大防風湯＋桂枝茯苓丸
> 　　　　　　　　…大防風湯＋当帰芍薬散

（1）基本

⊙基本：牛車腎気丸＋四物湯

①瘀血が強い：瘀血があれば，桂枝茯苓丸を加える．

　例）牛車腎気丸＋四物湯＋桂枝茯苓丸

②水滞が強い：下腿浮腫など水滞が強い場合には，四物湯を当帰芍薬散に変更するか，防已黄耆湯を併用する．

　例）牛車腎気丸＋当帰芍薬散

　　　牛車腎気丸＋四物湯＋防已黄耆湯

③冷え：これらに加えて，「冷え」の関与が疑われる場合は，附子末を適宜追加併用する．

（2）難治例，筋力の低下・筋肉の萎縮傾向あり

これらの方剤で効果が不十分で，筋力の低下，筋肉の萎縮傾向が認められるときは，大防風湯＋桂枝茯苓丸＋附子末を考慮する．

症例 73歳，男性．脊柱管狭窄症

3ヵ月前より，左大腿・下腿裏面が痛い．近医整形外科で治療してきたが，痛みが取れない．最近，足先がしびれてきた．10分歩くと痛むの

69

第1部　痛みに対する漢方治療の実際

で，休みながら歩いている．舌裏静脈怒張が著明．

- 牛車腎気丸（ツムラ107）5g・四物湯（ツムラ71）5g・桂枝茯苓丸（大杉25）3g　分3　食間
- 2週間後：「歩行が16分に延びた」
- 3週間後：「20分に延びた」「近くの山に登ってみた」
- 4週間後：「普通に歩いているが，しびれも痛みもない」

症例 79歳，男性．脊柱管狭窄症

7年前に脊柱管開放術を受けた．歩くと痛くてしびれて5分しかもたない．舌裏静脈が怒張している．

- 牛車腎気丸（ツムラ107）5g・桂枝茯苓丸（大杉25）3g・四物湯（ツムラ71）5g・加工附子末（三和01）1g　分3　食間
- 1週間後：「著変なし」
- 同方継続　2週間後：「変化なし」
- 牛車腎気丸（ツムラ107）5g・桂枝茯苓丸（大杉25）3g・疎経活血湯（ツムラ53）5g・加工附子末（三和01）1g　分3　食間
- 4週間後：「まだ変わらない．グランドゴルフの後半から足が動かない」
- 大防風湯（ツムラ97）10.5g・桂枝茯苓丸（大杉25）4.5g・加工附子末（三和01）1.5g　分3　食間
- 2週間後：「グランドゴルフの後半も歩ける」
- 4週間後：「グランドゴルフは普通に回れるようになった」
- 9週間後：「神社を参拝して2〜3km歩いたが，休まなかった」

4. 椎間関節症

1）疾患の概要

　寝返りするときに痛む場合，腰部硬膜外ブロックなどの神経ブロックがそれほど効かない場合，傍脊柱部に圧痛がある場合などに椎間関節痛を疑う．

2) 診断と治療

押さえておきたいポイント

①治打撲一方を中心に.
②冷えると痛む場合は附子剤を.
③瘀血証なら駆瘀血剤, 水毒症なら利水剤を併用.

関節痛なので治打撲一方の適応となることが多い.

◉基本：治打撲一方

①温めると楽になる場合は附子末を加える.　例）治打撲一方＋附子末
②瘀血が強い場合は桂枝茯苓丸を加える. 例）治打撲一方＋桂枝茯苓丸
③水滞が強い場合は当帰芍薬散を加える.　例）治打撲一方＋当帰芍薬散
＊これに高齢者の場合, 八味地黄丸や牛車腎気丸を兼用すると効果が高い.

症例 57歳, 女性. 腰殿部痛

右の腰, 殿部に痛みとしびれがあって治らない. スポーツ整形外科ですべり症を指摘された. プレガバリン, ジクロフェナック徐放剤, 抑肝散, 牛車腎気丸を服用してきたが, よくならない. 買い物の途中で5mも歩けなくなる. 寝ているときも痛い. 入浴中, ヨガ, ピラティスのあとは楽になる. 夜中に小便に2〜3度起きる. 寝返りするときに痛い. SLRは陰性であった. 4の字テストは陰性.

痩せ型で, 脈は沈緊, 腹診で治打撲一方の圧痛を認める.

入浴するとよいのは附子剤の適応である.

寝ているときも痛い・寝返りで痛い・すべり症と言われていることから, 腰椎の関節症と診て治打撲一方を使用する.

しびれがあるので, 補血剤の使用を考えるが, 腰下肢痛の場合, 疎経活血湯が使用しやすい.

- 治打撲一方（ツムラ89）5g・疎経活血湯（ツムラ53）5g・加工附子末（三和01）1g　分2　朝, 夕食間
- 1週間後：「よくなった. スーパーを一周できます」

第1部　痛みに対する漢方治療の実際

5. 腰椎手術後の慢性腰痛

1) 疾患の概要

　脊椎の手術後に発症した痛みの背景には様々な要因がある．局所は，手術後の組織の鬱血，浮腫が宿滞し，交感神経が過緊張している．加えて，治療に対する不満が強く，怒り，絶望，不安などの心理的なストレスが病態に影響し，さらに改善を困難にしていることが多い．治療は局所の状態に対処しながら，心身全体の気・血・水の歪みを是正する方向で治療を進める以外ないが，症例によっては極めて難治である．

2) 診断と治療

押さえておきたいポイント

①治打撲一方を中心に．
②瘀血証なら駆瘀血剤，水毒症なら利水剤を併用．
③心理的背景に留意して治療する．

　局所は術野を中心に末梢循環が停滞しており，瘀血の状態である．したがって，駆瘀血（瘀血の改善）が中心的な治療となる．手術は一種の外傷であるので，治打撲一方の適応となることも多い．特にインプラントが入っている場合は治打撲一方の適応となることが多い．

　◉基本：治打撲一方

①瘀血：全身的にも瘀血証があれば桂枝茯苓丸や桂枝茯苓丸加薏苡仁を併用する．　例）治打撲一方＋桂枝茯苓丸（桂枝茯苓丸加薏苡仁）

②温めると痛みが改善する：温めると痛みが改善する傾向が認められれば，附子末または附子剤の併用も考慮する．

＊術後痛の場合，なかなか解消しにくい宿滞した瘀血であることが多いので，温めると痛みが増悪するような症例を除いては附子を併用する．

③背部の筋肉に緊張：背部の筋肉に緊張が顕著であれば，芍薬甘草湯を加える．　例）治打撲一方＋芍薬甘草湯

6. 腰下肢痛

④ストレス：手術後の慢性的な痛みの場合，病悩期間の長短によらず肝気鬱結の状態と診て，疎肝解鬱剤の積極的な併用が勧められる．

症例 80歳，男性，腰椎固定術後の腰痛

腰が痛くて，数ヵ月間前屈ができない．洗顔さえ不自由である．数年前に腰椎すべり症に対してL4/5の固定術を受け，インプラントが入っている．入浴すると多少楽になる．腹診で治打撲一方の圧痛が認められた．

- 八味地黄丸（ツムラ37）7.5g・治打撲一方（ツムラ89）7.5g・加工附子末（三和01）1.5g
- 2週間後：「非常に楽になって，前屈は自由だ」と言って，立位で前屈し，ほとんど手が床につくほどであった．

症例 29歳，男性．椎間板ヘルニア摘出術後の痛み

4年前にL5/Sのヘルニア摘出術を受けた．直後から痛みが続く．NSAIDs，プレガバリン，デュロキセチンを服用している．L5/S1の筋力が明らかに低下している．ペインヴィジョンスコアは779．

真面目そうな男性．下痢気味で手掌は湿・腹力強で腹直筋の緊張，胸脇苦満が著明．舌はよく呈示される．舌裏静脈怒張あり．

- 四逆散（しぎゃくさん）（ツムラ35）5g・桂枝茯苓丸（大杉25）3g・四物湯（ツムラ71）5g　分3　食間
- 1週間後：「冷たくなる感じが減った．夜勤明けに足の裏が地面につけないくらいだったのが軽くなった．しかし，まだかなり痛むことが多い」
- 四逆散（ツムラ35）5g・桂枝茯苓丸（大杉25）3g・大防風湯（ツムラ97）7g　分3　食間
- 2週間後：「かなり軽くなって楽になった」

73

第 1 部　痛みに対する漢方治療の実際

6. 仙腸関節痛

1）疾患の概要

　　坐骨神経痛と紛らわしい痛みやしびれを訴えるが，腰部硬膜外ブロックの効果が一時的にとどまること，痛む部位が特定の神経支配領域に一致しないことなどからこの関節痛が疑われる．足を伸ばした仰臥位が苦手，あぐらをかくと痛くなる，鼠径部に圧痛がある，痛む側を下にした側臥位で痛みが増強するなどの症状がある．

2）診断と治療

押さえておきたいポイント

①治打撲一方や桂枝茯苓丸を中心に．
②麻杏薏甘湯，麻黄附子細辛湯，疎経活血湯を場合によって併用．

　　漢方治療は駆瘀血剤が中心となるが，疎経活血湯の併用もよい．急性の

フローチャート④：仙腸関節痛

基本：駆瘀血剤
　　　治打撲一方の圧痛点　┌（−）…桂枝茯苓丸

　　　　　　　　　　　　　└（＋）…治打撲一方

基本・駆瘀血剤に下記を追加する
　├ 急性あるいは比較的実証　　…（上記処方）＋麻杏薏甘湯

　├ 慢性あるいは中間証から虚証　…（上記処方）＋麻黄附子細辛湯

　└ 冷えが強い場合　　　　　　…（上記処方）＋附子末

＊これらに加えて疎経活血湯の併用を考える

74

6. 腰下肢痛

場合，麻杏薏甘湯を併用するとよいことがある．慢性期で寒証であれば麻黄附子細辛湯の併用が効果的である．

7. 股関節痛

1) 疾患の概要

　股関節痛の原因は，外傷，変形性股関節症などによる股関節の変形，関節リウマチ，ステロイドの大量投与などによる血行不全などがある．

　膝や足関節などの他の関節の痛みに比べて，漢方薬のみでの治療は困難である．特に変形性股関節症のように骨組織の変性を伴う場合には，整形外科的な治療が必要となる．

2) 診断と治療

押さえておきたいポイント

①外傷性の場合は治打撲一方を．
②温めて軽くなる場合，麻黄附子細辛を．
③水毒体質があれば防已黄耆湯を．
④変形性股関節炎には疎経活血湯と駆瘀血剤を中心に考える．

　変形性股関節症の痛みには，治打撲一方と疎経活血湯を併用することが多い．
　◉基本：治打撲一方＋疎経活血湯
①瘀血がある場合は，桂枝茯苓丸加薏苡仁を併用する．
②温めると痛みが軽減する場合は麻黄附子細辛湯を併用する．
③水滞がある場合は，防已黄耆湯を併用する．

症例 6歳，男児．股関節痛
体重20kgの普段は元気な男児．2週間前に体育で転倒して股関節を痛がりだし，跛行がある．走れない．明日が運動会なのでなんとかして欲

75

第1部　痛みに対する漢方治療の実際

しい．治打撲一方の圧痛を認めた．

- 治打撲一方（ツムラ89）2.5g　分2　朝・夕食前
- 1週間後：「運動会では走ることができた．漢方薬を飲んだその夜，大量の便が出た．今はすっかりよくなって，普通に歩くし走るし問題ありません」
- 治打撲一方の圧痛は消失しており，廃薬とした．

症例 50歳代，女性．股関節痛

数年間，右の股関節が痛い．整形外科では手術するほどではないと言われて，痛み止めだけをもらっている．舌裏静脈怒張で，下腿の静脈も浮いており，瘀血証である．入浴して温まったあとは少し楽になる．

- 疎経活血湯（ツムラ53）5g・桂枝茯苓丸加薏苡仁（ツムラ125）5g・麻黄附子細辛湯（ツムラ127）5g　分3　食間
- 2週間後：「痛みが減って，日常生活が楽になった」

症例 60歳代，女性．変形性股関節症

長年，両側の変形性股関節症で歩行時に痛みがある．整形外科では，すぐにでも手術をしたほうがよいと言われているが，踏み切れない．
水太りで顔色が悪く，暑がりで汗かき．下肢はむくんでおり瘀血証かつ水毒証である．

- 防已黄耆湯（ツムラ20）5g・桂枝茯苓丸加薏苡仁（ツムラ125）5g・疎経活血湯（ツムラ53）5g・加工附子末（三和01）1.5g　分3　食間
- 2週間後：「極端によくはならないが，歩行は楽になった．看護師の仕事も続けられそうだ」
- 同方を2年間継服して，小康状態である．

6. 腰下肢痛

8. 膝関節痛・足関節痛

1）疾患の概要

　加齢による変形性膝関節症や捻挫，スポーツなどによるストレスで組織がダメージを受け，膝関節が痛む．整形外科的な治療で効果が十分でない場合，漢方治療を試みる．

フローチャート⑤：膝関節痛・足関節痛

- （1）熱感がある
   基本：越婢加朮湯
   - 水毒症がある　　　　　　　… （基本）＋防已黄耆湯
   - 瘀血証がある　　　　　　　… （基本）＋桂枝茯苓丸加薏苡仁
   - 外傷性の要素が強い　　　　… （基本）＋治打撲一方
   - 膝関節の裏側が突っ張るように痛む　… （基本）＋芍薬甘草湯
   - 越婢加朮湯で効果に乏しい　…越婢加朮湯を桂芍知母湯に変方
   - 越婢加朮湯で効果に乏しく，関節を曲げきったときや
      伸ばしきったときに痛む　…越婢加朮湯を薏苡仁湯に変方
- （2）熱感がない
   基本：桂枝加朮附湯
   - 水毒症がある　　　　　　　… （基本）＋防已黄耆湯
   - 瘀血証がある　　　　　　　… （基本）＋桂枝茯苓丸加薏苡仁
   - 外傷性の要素が強い　　　　… （基本）＋治打撲一方
   - 関節周囲組織が枯燥　　　　…桂枝加朮附湯を大防風湯に変方
   - 瘀血証が並存する　　　　　…大防風湯＋桂枝茯苓丸加薏苡仁

77

第1部　痛みに対する漢方治療の実際

2）診断と治療

押さえておきたいポイント

①必ず触って寒熱の判別をする．

②浮腫の有無をよく診る．

③痛む関節周囲の血管の状態をよく診る．

④外傷の既往はないか，確認する．

経過の長短にかかわらず，痛む関節を触って寒熱の差を判別する．

（1）熱感がある場合

◉基本：**越婢加朮湯**

①水毒症がある；全身的にもブヨブヨとした体型で，汗かき，息切れなどの傾向がある場合，防已黄耆湯を併用する．

　　例）越婢加朮湯＋防已黄耆湯

②瘀血証がある：全身的に瘀血証が認められる場合や関節周囲に静脈の怒張や細絡がみられる場合，桂枝茯苓丸加薏苡仁を併用する．

　　例）越婢加朮湯＋桂枝茯苓丸加薏苡仁

③外傷性の要素が強い：捻挫や打撲といった外傷に起因する場合，治打撲一方を併用する．

　　例）越婢加朮湯＋治打撲一方

④膝関節の裏側が突っ張るように痛む場合：芍薬甘草湯を併用する．ただし1〜2週間にとどめる．

⑤越婢加朮湯で効果に乏しい場合：越婢加朮湯を桂芍知母湯に変方する．

⑥越婢加朮湯で効果に乏しく，関節を曲げきったときや伸ばしきったときに痛む場合：薏苡仁湯に変方する．

（2）熱感がない場合

局所に熱感がなく，入浴すると痛みが軽くなる場合，附子剤の適応となる．

◉基本：**桂枝加朮附湯**

①水毒症がある；全身的にもブヨブヨとした体型で，汗かき，息切れなどの傾向がある場合，防已黄耆湯を併用する．

6. 腰下肢痛

例）桂枝加朮附湯＋防已黄耆湯

②瘀血証がある：全身的に瘀血証が認められる場合や関節周囲に静脈の
怒張や細絡がみられる場合，桂枝茯苓丸加薏苡仁を併用する．

例）桂枝加朮附湯＋桂枝茯苓丸加薏苡仁

③外傷性の要素が強い：捻挫や打撲といった外傷に起因する場合，治打
撲一方を併用する．

例）桂枝加朮附湯＋治打撲一方

④関節周囲組織が枯燥して痩せている：鶴の脚に譬えて鶴膝風と言われた
りするが，それほど極端に痩せていなくてもよい．大防風湯に変方する．

⑤瘀血証が並存する場合，桂枝茯苓丸加薏苡仁を併用する

例）大防風湯＋桂枝茯苓丸加薏苡仁

> **症例** 68歳，女性．膝痛

10年前から両膝に痛みがある．2週間に1回，近医整形外科で両膝に
ヒアルロン酸注射をしている．長時間歩行したあとに痛い．屈曲時に痛
くて正座ができない．全身的に水太りで，舌裏静脈は怒張し，膝関節や
下腿の静脈が目立つ．一部，静脈瘤を生じている．

- 桂枝茯苓丸加薏苡仁（ツムラ 125）7.5g・防已黄耆湯（ツムラ 20）7.5g
  分3　食間
- 5週間後：「右は少しよいが，左膝が痛い」
- 左膝に熱感がある．
- 桂枝茯苓丸加薏苡仁（ツムラ 125）5g・防已黄耆湯（ツムラ 20）5g・越
  婢加朮湯（ツムラ 28）5g　分3　食間
- 2週間後：「起床時，歩くとき，左の足が上がりにくい時がある」
- 熱感はかなり取れたが，まだ若干残る．
- 桂枝茯苓丸加薏苡仁（ツムラ 125）5g・防已黄耆湯（ツムラ 20）5g・桂
  芍知母湯（三和 10）6g　分3　食間
- 3週間後：「一部治った」
- 9週間後：「たいへんよい．歩いても痛くなくなった」

79

第1部　痛みに対する漢方治療の実際

> **症例** 56歳，男性．膝痛
>
> 右膝が痛い．5年以上前に車の整備中に踏ん張って車を押したときから痛くなった．冬のたびに痛くなる．温めるとよくなる．20歳代にバイク事故で右膝を手術したことがある．
>
> 痛む膝に腫れはまったくない．治打撲一方の圧痛は認めない．
>
> • 桂枝加朮附湯（三和03）9g　分3　食間
> • 1週間後：「今日は気温が低いが，痛くない．便通がよくなった」

9. 足底部痛

1）疾患の概要

　足底部の痛みは，足底筋膜炎，足底腱膜炎などと言われ，長時間の立位や歩行，ランニングなど足底への過負荷により足底筋膜（腱膜）が障害されて起きるとされる．起床時の第一歩目が最も痛く，歩くにつれてだんだんと痛みがなくなることが多い．しかし，歩くにつれて痛みがひどくなる場合もあり，病態が異なると考えられる．

2）診断と治療

> **押さえておきたいポイント**
>
> ①痛むのは，歩き始めか，歩いていると次第に．なのか．
> ②冷えが関与するか．
> ③安静時に痛みがあるか．

　足底筋膜炎，腱鞘炎は治療に難渋することが多いが，まず痛むのはいつかという点の確認が重要である．

a. 起床してからの第一歩が最も痛い

　起床してからの第一歩が最も痛い，歩いていると次第に楽になるという足底の痛みは，就眠中に足底が鬱血するために痛みを生じると考えられ

6. 腰下肢痛

フローチャート⑥：足底部痛

```
a．起床してからの第一歩が最も痛い
    基本：桂枝茯苓丸
        便秘が強い場合　…通導散

        冷えが強い　　　…（基本）＋桂枝加朮附湯（附子末）

        水滞　　　　　　…（基本）＋当帰芍薬散（防已黄耆湯）

    効果が乏しい場合　…（基本）＋補中益気湯（乙字湯）

b．歩くに従ってだんだん痛みが増す
    基本：越婢加朮湯

        瘀血が強い　　…（基本）＋桂枝茯苓丸（桂枝茯苓丸加薏苡仁）

        便秘がある　　…（基本）＋通導散

        水滞　　　　　…（基本）＋五苓散（防已黄耆湯）

    冷え　　クーラーなどで冷えるとひどくなる　…五積散

c．腰や臀部の冷え、多尿　…苓姜朮甘湯

d．夜間に痛みが強くなる　…疎経活血湯

e．仰臥しているときも痛みがある．寝返りや起床時に痛む
                            …治打撲一方
```

る．したがって，桂枝茯苓丸などの駆瘀血剤を中心に使用する．

　◉基本：桂枝茯苓丸（桂枝茯苓丸加薏苡仁）

　①便秘：便秘が強い場合は，通導散を用いる．

　②冷え：冷えが強ければ，附子末や桂枝加朮附湯を併用する．

　　　例）桂枝茯苓丸＋桂枝加朮附湯（附子末）

81

第1部　痛みに対する漢方治療の実際

③水滞：水滞が強ければ，当帰芍薬散，防已黄耆湯，五苓散を併用する．

例）桂枝茯苓丸＋当帰芍薬散（防已黄耆湯）

b. 歩くにしたがってだんだん痛みが増す

最初の一歩はよいが，歩くにしたがってだんだん痛みが増すという場合は，足底の腱鞘や筋膜の炎症が強いと考える．越婢加朮湯を中心に処方する．

◉**基本：越婢加朮湯**

①瘀血：瘀血証があれば，桂枝茯苓丸か桂枝茯苓丸加薏苡仁を併用する．

例）越婢加朮湯＋桂枝茯苓丸（桂枝茯苓丸加薏苡仁）

②便秘：便秘があれば，通導散を併用する

例）越婢加朮湯＋通導散

③水滞：水滞が強ければ，防已黄耆湯，五苓散を併用する．

例）越婢加朮湯＋防已黄耆湯（当帰芍薬散あるいは五苓散）

c. 夜間に痛みが強くなる

夜間に痛みが強くなる特徴があれば，疎経活血湯を用いる．

d. 仰臥しているときも痛みがある　寝返りや起床時に痛む

仰臥しているときも痛みがあり，寝返りするときや，起床時，歩く前に痛む症例には治打撲一方が適応になることが多い．

e. 冷えの関与がある場合

①クーラーに当たるなどして冷えるとひどくなる場合は五積散を用いる．

②腰や殿部に強い冷えを感じていて，小便の回数，量が多い場合は苓姜朮甘湯を用いる．

f. 以上の治療で効果が乏しい場合

乙字湯もしくは補中益気湯を併用する．

7 肛門部，会陰部の痛み

1．肛門部痛

1）疾患の概要

　急性の肛門部痛，肛門周辺部痛は痔疾，打撲などによって起こる．それ
ぞれの原因と痛みの性状によって漢方薬を撰用する．

2）診断と治療

a．急性期の痔疾の痛み

痔疾一般に用いられる乙字湯を基本に用いる．

◉基本：乙字湯

（1）熱感がある

痛みとともに熱感を感じるような場合，麻杏甘石湯を併用する．

　例）乙字湯＋麻杏甘石湯

（2）瘀血証を伴う

静脈血の鬱滞を取るために駆瘀血剤を併用する．

　例）乙字湯＋桂枝茯苓丸

（3）出血を伴う場合

芎帰膠艾湯を用いる．

　例）乙字湯＋芎帰膠艾湯

b．慢性の痔疾の痛み

◉基本：乙字湯

（1）便秘が強いもの

便秘が強く，排便のたびに痛みが強くなるものには大黄牡丹皮湯を併用

83

第1部　痛みに対する漢方治療の実際

フローチャート①: 肛門部痛

　a．急性の痔疾
　　　基本：乙字湯
　　　　　（1）熱感あり　　…（基本）＋麻杏甘石湯

　　　　　（2）瘀血所見あり…（基本）＋桂枝茯苓丸

　b．慢性の痔疾
　　　基本：乙字湯
　　　　　（1）便秘　　　…大黄牡丹皮湯
　　　　　　　　　硬便傾向，兎糞様…麻子仁丸，潤腸湯

　　　　　（2）出血傾向…芎帰膠艾湯

　　　　　（3）脱肛　　　…補中益気湯（＋乙字湯，桂枝茯苓丸）

　　　　　（4）痔瘻　　　…当帰建中湯＋黄耆建中湯

　＊急性期・慢性期ともに，外用剤として紫雲膏を用いる

する．便が硬く兎糞様の場合，麻子仁丸を用いる．

　　例）乙字湯＋大黄牡丹皮湯

　　　　乙字湯＋麻子仁丸

（2）出血を伴う場合

芎帰膠艾湯を用いる．

　　例）乙字湯＋芎帰膠艾湯

（3）脱肛

脱肛して痛むものには補中益気湯を併用する．

　　例）乙字湯＋補中益気湯

（4）痔瘻

痔瘻を伴うものには当帰建中湯＋黄耆建中湯を用いる．
急性期，慢性期ともに外用剤として紫雲膏を用いる．

7. 肛門部，会陰部の痛み

2. 会陰部痛

1) 疾患の概要

　会陰部に発症した帯状疱疹後神経痛や，痔疾，膀胱脱，子宮脱，直腸癌，前立腺癌や経膣的な婦人科の手術の術後に会陰部，外性器に痛みが発症することがある．しばしば難治性で，西洋医学的な鎮痛補助剤は無効に近いことが多い．

2) 診断と治療

　会陰部痛一般，すなわち膣痛や睾丸痛などの性器痛，性交痛，子宮脱や膀胱脱に伴う痛み，会陰部の打撲，尾骨の打撲や変形による痛みに乙字湯を使用することが多い．体幹の最下方である会陰部は静脈血が鬱滞しやすく，各臓器が下降する影響を受けやすいことから昇堤作用を持つ駆瘀血剤である乙字湯が適用されるが，心身の様々な傾向を反映しやすい部位でもあり，それぞれの症例で工夫が必要である．

　◉基本：乙字湯

　（1）熱証

　局所が痛むとともに熱い感じがする場合，入浴で痛みが軽減しない場合は温清飲，黄連解毒湯を併用する．

　　例）乙字湯＋温清飲（黄連解毒湯）

　（2）寒証

　冷えを伴う場合，局所に冷感を伴う場合，入浴で痛みが軽減する場合，附子末，桂枝加朮附湯を併用する．

　　例）乙字湯＋附子末（桂枝加朮附湯）

　（3）瘀血証

　会陰部は体幹の最下方であり，静脈が鬱血して痛みの原因となることが多いので，瘀血証が強い場合は駆瘀血剤を併用する．特に睾丸痛，陰嚢痛は精索静脈の鬱滞が原因となることが多く，駆瘀血剤が必要となる．

　　例）乙字湯＋桂枝茯苓丸（通導散）

第1部　痛みに対する漢方治療の実際

フローチャート②：会陰部痛

基本：乙字湯

- （1）熱証　　　…（基本）＋温清飲（黄連解毒湯）

- （2）寒証　　　…（基本）＋附子末（桂枝加朮附湯）

- （3）瘀血証　　…（基本）＋桂枝茯苓丸
  　　　　　　　便秘が強ければ　…（基本）＋通導散

- （4）気虚　　　膀胱脱や子宮脱，慢性前立腺炎，経腟的な手術後に
  　　　　　　　気虚が絡むことが多い
  　　　　　　　…（基本）＋補中益気湯
- （5）肝気鬱結　性器痛，性交痛，直腸手術後の旧肛門部痛などに多い
  　　　　　　　…（基本）＋加味逍遙散
  　　　　　　　…（基本）＋柴胡加竜骨牡蛎湯
  　　　　　　　…（基本）＋香蘇散
- （6）高齢者　　…（基本）＋八味地黄丸（牛車腎気丸）
- （7）外傷後　　…（基本）＋治打撲一方
  　　　　　　　便秘が強ければ　…（基本）＋桃核承気湯（通導散）

（4）気虚

　会陰部痛にしばしば気虚が関係する．膀胱，睾丸，子宮などの臓器がなんとなく下方に引っ張られる感じがする場合，排便排尿時，あるいはその直後に痛む場合，立ちくらみ，疲労感，異常な眠気などを自覚している場合，「気の昇堤作用」が低下していると診て，補中益気湯を併用する．

　　例）乙字湯＋補中益気湯

　　　　桂枝茯苓丸＋補中益気湯

（5）肝気鬱結

　会陰部痛は心理的な要因が絡むことが多い．不眠，多夢，悪夢，イライラ，などの症状が並存する場合，各種柴胡剤や他の気剤を撰用する．性器痛，性交痛，直腸手術後の旧肛門部痛などでは特にその傾向が強い．

86

7. 肛門部，会陰部の痛み

例）乙字湯＋加味逍遙散

乙字湯＋柴胡加竜骨牡蛎湯

乙字湯＋香蘇散

（6）高齢者

高齢者で下肢の冷え，夜間頻尿，寒がりなどの腎虚の症状を伴う場合，補腎剤を併用する．

例）乙字湯＋八味地黄丸（下肢に浮腫傾向があれば牛車腎気丸）

（7）外傷後，手術後

外傷や手術後に発症した会陰部痛には治打撲一方の併用を考慮する．治打撲一方の圧痛が認められることが多い．また，便秘を伴うときに桃核承気湯が奏効することがある．

例）乙字湯＋治打撲一方

乙字湯＋桃核承気湯

症例 40歳代，女性．膣痛

2年前に子宮線筋症の手術を膣式子宮全摘術を受けた．術後1年ほどして陰部痛が始まった．排尿直後に膣の右側にビリっとする痛みがある．排便でいきむと同部が痛い．泌尿器科の漢方医から芍薬甘草湯・桂枝加朮附湯の投与を受けたが無効であった．

やや肥満で顔色不良．脈は沈脈．舌は呈示不良で暗赤色．腹力強で，心下痞鞕，軽度の胸脇苦満，軽度の腹直筋緊張を認めた．治打撲一方の圧痛はなかった．

- 抑肝散（ツムラ54）7.5g・乙字湯（クラシエ3）6g　分3　食間
- 1週間後：「5日目くらいから痛みがなくなって，びっくりした」

症例 70歳代，女性．膣痛，尿道痛

5年前に子宮脱の手術を受けた．術後から膣や尿道が痛い．痛み止めはほとんど効かない．寝ていると痛くないが，起きて座ると痛くなる．便秘気味である．手術をした施設には事情があって苦情を言えない．

第1部 痛みに対する漢方治療の実際

やや肥満で顔色不良．脈診では沈脈．舌は紫舌で舌裏静脈怒張著明．腹診では心下痞鞕，強い胸脇苦満，臍傍悸，臍上悸を認める．治打撲一方の圧痛はなかった．

手術した施設への怒りの感情が根底にあり，腹診所見からも柴胡加竜骨牡蛎湯証がうかがえる．瘀血証が著明で，手術後の局所の末梢循環が停滞しやすいことが痛みの原因のひとつと考えられた．

- 柴胡加竜骨牡蛎湯（ツムラ 12）7.5g・桂枝茯苓丸（大杉 25）4.5g　分3 食間
- 2週間後：「かなり違う感じになった」
- 4週間後：「もうほとんど痛くないので，漢方薬を中止したい」

症例 70歳，女性．膣痛

3年前にメッシュで釣り上げる子宮脱の手術を受けた．手術後から膣の奥が痛い．寝ている時以外は痛む．子宮脱はないが，何か下に下がってくる感覚がある．やや肥満の瘀血証．長い痛みでイライラしている印象が強い．駆瘀血剤として桂枝茯苓丸を選択し，昇堤作用のある乙字湯を併用した．

- 桂枝茯苓丸（大杉 25）4.5g・乙字湯（クラシエ 3）6g　分3　食間
- 2週間後：「少しいい感じもするがすっきりしない」と不満げな様子から肝気鬱結と診て，加味逍遙散を併用した．
- 桂枝茯苓丸（大杉 25）3g・乙字湯（クラシエ 3）4g・加味逍遙散（ツムラ 24）5g　分3　食間
- 2週間後：「かなり楽になった」
- 4週間後：「ほとんど気にならない」

症例 75歳，男性．会陰部痛

3年前の前立腺癌の治療後から会陰部が持続的に痛い．特に夏場が悪い．寒い季節は比較的楽になる．入浴中は悪い，アイスパッドを当てているといい．弱オピオイド製剤を相当量飲んでいるが，あまり効果がない．

7. 肛門部，会陰部の痛み

筋肉質．舌は地図状舌，やや乾燥．

熱証は明らかで，舌診から身体が乾燥気味と考えられた．

- 六味丸（クラシエ87）6g・温清飲（ツムラ57）7.5g　分3　食間
- 1週間後：「調子がよくなったので，弱オピオイド製剤を一気にやめたら，尿が出にくいし，残尿感が激しくなったので泌尿器外来に駆け込んだが異常はなかった．3日したらそれもよくなって，痛みも3割程度に減った」
- 3週間後：「また弱オピオイド製剤を以前の半分くらいは飲んでいるが，漢方との併用で問題はない」

症例 60歳，男性．陰嚢痛

3年前から陰嚢が痛い．ズキズキと擦れたような痛みで，左のほうが痛い．朝がひどい傾向がある．日中はまちまちで，入浴で軽くなる．痛くなると5分から10分持続し，1時間痛むこともある．早朝，排尿時に尿道痛がある．プレガバリンは無効だった．外傷も含めて特に既往はないが，10年以上前から立ちくらみがするので，調べてもらったが異常はなかった．体格は中肉中背．脈は沈弱・遅脈．舌は舌裏静脈怒張．腹診では心下痞，軽度の腹皮拘急を認める．治打撲一方の圧痛はない．

睾丸痛，陰嚢痛，膣痛などの会陰部痛は瘀血がらみのことが多い．この症例は入浴による温補で血行が改善するとよくなること，体温が下がる早朝に痛みがひどいことからも，瘀血が一因と考えられる．しかし，前医でも駆瘀血剤はいろいろ試されており，瘀血だけが原因ではなく背景に何かあるのではないかと考える．「10年前から立ちくらみがする」ということから「気虚」の関与を疑う．すなわち「気」の昇堤作用が低下して，血液も骨盤内臓器も下降する傾向にあることが，この陰嚢痛の裏にあるのかもしれないと考えた．

- 補中益気湯（ツムラ41）5g・桂枝茯苓丸（大杉25）3g　分2　朝夕食間
- 2週間後：「あまり痛まなくなった．そういえばときどき陰嚢が下のほうに引っ張られるような感覚があった」

89

第1部　痛みに対する漢方治療の実際

症例 14歳，男児．尾骨部痛

1ヵ月前から腰痛・尾底骨痛がある．椅子にまともに座れない．いつも陸上部で運動していたが，特に打撲をしたような覚えはない．整骨院，整形外科でマッサージや牽引などの治療を続けたが，まったく効果がない．

筋肉質の運動選手で，痛みが続いて少し元気がないが，虚弱な感じは受けない．舌裏静脈怒張もなく，全身的には瘀血証とはみえなかったが，局所に宿滞する循環不全があると考え，桂枝茯苓丸を選択し，部位が会陰部付近であることから乙字湯を併用した．

- 乙字湯（クラシエ3）4g・桂枝茯苓丸（大杉25）3g　分2　朝夕食間
- 3週間後：「ほぼ治った．平気で座れるし，練習もできる」

90

月経関連痛,更年期障害

　痛みを主訴に来院する患者のなかには，月経関連痛や更年期障害が関与している場合がある．こうした痛みは，痛みが月経周期や閉経に関連して発症したり，増悪する傾向がないかを詳しく問診することで診断でき，漢方治療の適応となることも多い．月経に関連した痛みの漢方医学的な基本病態は，瘀血（"血"の滞り）である．また，月経前症候群（PMS）（排卵期から月経開始時まで）では，黄体ホルモンの影響で，水滞（"水"の滞り）を伴いやすい．中年以降更年期に近づくにつれ，血虚（"血"の不足）の要素が強くなる．漢方治療は，基本病態の瘀血の改善を中心に，個々の精神症状や水滞，不足（虚）の症状など，多彩な症状に合わせて治療する．ここでは，月経関連痛（月経前症候群（PMS），月経困難症）と更年期障害に分けて述べる．

1. 月経前症候群（PMS）

1）疾患の概要

　月経前症候群（PMS）は，黄体期に続いて多様な精神症状・身体症状をきたす（表1）．排卵期（月経の1〜2週間くらい前）から発症して月経開始4日以内に減弱することを特徴とする．日本人では，社会生活に支障をきたす中等度以上のPMSが5.4％と報告されている[1,2]．また，もともと存在した痛みが，この時期に増悪することも多い．治療としては，SSRI系抗うつ薬や経口避妊薬が使用されているが[3]，血栓症など重篤な合併症を引き起こす可能性があり，漢方治療が選択されることも多い．

第1部　痛みに対する漢方治療の実際

表1　月経前症候群（PMS）診断基準

身体症状	情緒的症状
・乳房痛 ・腹部膨満感 ・頭痛 ・手足のむくみ	・抑うつ ・怒りの爆発 ・いらだち ・不安 ・混乱 ・社会からの引きこもり
① 過去3ヵ月間以上連続して，月経前5日間に，以上の症状のうち少なくともひとつ以上が存在する． ② 月経開始後4日以内に症状が解消し，13日目まで再発しない． ③ 症状が薬物療法やアルコール使用によるものではない． ④ 診療開始後も3ヵ月間にわたり症状が起こったことが確認できる． ⑤ 社会的または経済的能力に，明確な障害が認められる．	

〈米国産婦人科学会〉

2）診断と治療

押さえておきたいポイント

①基本病態：瘀血が基本．

②月経前（黄体期）はむくみやすい（水滞を評価）．

③精神神経症状を評価する．

④"不足（気虚・血虚）を評価する．

　PMS によく用いられるのは，当帰芍薬散である．瘀血と水滞を認め，精神症状が少ないタイプに用いる．

　排卵期から月経開始時は，黄体ホルモンの作用で体が「むくみ」やすくなるのが特徴で，歯痕舌，下腿浮腫，気圧の変化で痛みが増悪する傾向などの水滞を伴いやすい（総論 p.146 表3，p.147〜148 参照）．黄体期の"むくみ"が強いタイプには，当帰芍薬散を用いる．当帰芍薬散は，瘀血改善作用は弱いが，利水作用と補血作用（血を補う）作用を持つ．月経は表2の血虚タイプを示すことが多い．

　しかし，精神症状を認める場合などは，この方剤だけでは治療が困難である．

　治療が奏効しない場合は，以下の流れで評価し，治療を進めていく．

92

8. 月経関連痛，更年期障害

フローチャート①: 月経前症候群（PMS）の漢方治療

a．瘀血タイプ（基本病態）
　（1）瘀血基本薬　　　　　　　　　…桂枝茯苓丸
　（2）水滞がある　　　　　　　　　…当帰芍薬散
　（3）精神症状も含めた"不定愁訴"…加味逍遙散
　（4）精神症状［強］＋便秘がある　…桃核承気湯

b．水滞が強いタイプ　　…五苓散

c．精神症状が強いタイプ（「9．心因性疼痛」の章参照）
　（1）イライラ・易怒性
　　　┌内に秘めた怒り，焦燥感，筋痙攣　…抑肝散
　　　└抑うつ，落ち着かない＜肝気鬱結＞…四逆散
　（2）不安
　　　┌全身倦怠感　　　　　　　　　…加味帰脾湯
　　　├虚証　　　　　　　　　　　　…桂枝加竜骨牡蛎湯
　　　└イライラ，驚きやすい，胸脇部の張り…柴胡加竜骨牡蛎湯
　（3）抑うつ
　　　┌咽喉頭部異物感（梅核気），胸に痞え　…半夏厚朴湯
　　　└虚証　鳩尾の圧痛　　　　　　　　…香蘇散
　（4）情緒不安定
　　　　情緒不安定，悲傷して泣きたい　…甘麦大棗湯

d．不足（"虚"）がある
　（1）血虚（"血"の不足）タイプ
　　　┌むくみ　　　　　　　　…当帰芍薬散
　　　└血管攣縮性の疼痛　…当帰四逆加呉茱萸生姜湯
　（2）気虚（"気"の不足）タイプ＜全身倦怠感＞
　　　┌全身倦怠感　　　　　　…補中益気湯
　　　└食思不振が前面に出る…六君子湯
　（3）気血両虚（"気・血"の不足）タイプ＜① ＋ ② ＞…十全大補湯

a．瘀血タイプ（基本病態）

　瘀血が基本にある．瘀血は身体所見に表れやすく，舌には瘀斑や舌下静脈の怒張，下腹部の圧痛などを認める（表2，総論 p.146 表3，p.147 参

第1部　痛みに対する漢方治療の実際

表2　月経のタイプ

		瘀血タイプの月経	血虚タイプの月経
経血		暗赤色，凝血塊がある，量が多い	淡く，量が少ない
月経痛		強い	弱い
月経周期		短縮	延長，月経不順
所見	脈	渋	沈細
	舌	暗紫色，瘀斑，舌下静脈の怒張	淡白で萎縮性，薄白苔
	腹	下腹部の抵抗と圧痛	腹壁は薄い，軽い腹直筋の緊張あり
	全体	皮膚粘膜の赤色化，静脈怒張や蛇行（血絡），毛細血管拡張（細絡），便秘	栄養状態が悪く，肌膚枯燥，口唇や爪の色艶が悪い，筋肉痙攣，こむら返り
処方		桃核承気湯，通導散，桂枝茯苓丸	当帰芍薬散，当帰建中湯，当帰四逆加呉茱萸生姜湯

照）．痛みは激しい痛みであることが多い．駆瘀血剤には様々な鑑別処方があり，他にどんな病態が合併しているかを見極めるのが重要である．

（1）瘀血・基本

瘀血を改善させる基本薬は，桂枝茯苓丸である．抗精神作用は弱いた
め，精神症状が少ないタイプに使用する．他剤の駆瘀血作用を増強したい
ときに桂枝茯苓丸を合方することもある．

（2）水滞（精神症状なし）がある

黄体期（排卵期から月経開始時）は，黄体ホルモンの作用で体が'むくみ'
やすくなるのが特徴で，歯痕舌（舌の側面にみられる歯の圧迫痕），下腿
浮腫，気圧の変化で痛みが増悪する傾向などを認める．水滞の評価を行
う．黄体期の"むくみ"が強いタイプには，当帰芍薬散を用いる．月経は表
2の血虚（血の不足）タイプを示すことが多い．瘀血改善作用は弱いが"血"
を補う作用（補血）と利水作用を持つ．

8. 月経関連痛, 更年期障害

> ### 当帰芍薬散
>
> [Key point]
> ・華奢で色白な虚弱気味の女性（当芍美人）
> ・水滞の症状（総論 p.146 表3, p.147〜148 参照）

（3）精神症状も含めた"不定愁訴"

　"血"の滞りの改善と同時に "気" の滞りも改善することができるのが, 加味逍遥散である. イライラ, 怒りっぽい, 胸脇部が張って苦しい, 脇の痛みなどの "肝気鬱結" を改善させる. 症状が逍遥する（あちこち移動する）, いわゆる精神症状も含めた不定愁訴に用いられる.

> ### 加味逍遙散
>
> [Key point]
> ・不定愁訴　愁訴が多い
> ・イライラ, 怒りっぽい
> ・舌の突出がよい　[▶ 動画：加味逍遙散の舌]
> ・腹証　腹力中等度以下　2-3/5, 軽度の胸脇苦満, 臍傍の圧痛（瘀血の所見）

（4）精神症状が強い

　桂枝茯苓丸の証より, 精神症状が強く便秘傾向の場合は, 桃核承気湯を用いる. 構成生薬の大黄, 芒硝, 桃仁は, 瀉下（緩下）作用を持つ生薬である.

> ### 桃核承気湯
>
> [Key point]
> ・瘀血の所見（総論 p.146 表3, p.147 参照）
> ・便秘
> ・イライラ感などの精神症状

95

第1部　痛みに対する漢方治療の実際

b. 水滞が強いタイプ

　黄体期の"むくみ"が強い場合は，五苓散を追加する．五苓散は代表的な利水剤（水滞を改善する薬）で体内の水分の偏在を改善する作用を持つ．

> 五苓散
> ◦水滞の症状（総論 p.146 表 3，p.147〜148 参照）
> ◦気圧の変化で痛みが増悪する

c. 精神症状が強いタイプ

　「9. 心因性疼痛」の章を参照に，怒り・苛立ち，不安，抑うつ，情緒不安定など多彩な精神症状を評価する．

　（1）イライラ・易怒性
　・内に秘めた怒り，焦燥感，筋痙攣，舌の突出が悪い　処方）抑肝散
　・抑うつ，落ち着かない〈肝気鬱結〉　処方）四逆散
　（2）不安
　・全身倦怠感　処方）加味帰脾湯
　・虚証　処方）桂枝加竜骨牡蛎湯
　・イライラ，驚きやすい，胸脇部の張り　処方）柴胡加竜骨牡蛎湯
　（3）抑うつ症状
　・咽喉頭部異物感（梅核気），胸のつまり　処方）半夏厚朴湯
　・虚証　鳩尾の圧痛　処方）香蘇散
　（4）情緒不安定
　・情緒不安定，悲傷して泣きたい　処方）甘麦大棗湯

d. 不足（"虚"）タイプ

　（1）血虚（"血"の不足）
　血虚の不足タイプの月経（表2）を示す．
　・"むくみ"を認める（水滞）タイプには，当帰芍薬散を用いる．
　・寒冷で起こる血管攣縮性の疼痛疾患には，当帰四逆加呉茱萸生姜湯

8. 月経関連痛，更年期障害

を用いる[4].

(2) 気虚（"気"の不足）

・全身倦怠感を示すタイプには，補中益気湯を用いる.

・倦怠感を認め，食欲不振が前面に出るタイプには，六君子湯を用いる.

(3) 気血両虚（"気・血"の不足）

上記の気と血の両方の不足がみられる（気血両虚）タイプには，十全大補湯を用いる.

> **症例** 頭痛を訴えた 26 歳女性
>
> 頭痛を主訴に来院した. 頭痛は月経の 10 日前より出現し月経開始後に改善する. 頭痛のほかに，抑うつ，イライラなどの精神症状も認め，月経前症候群が関連していると考えられた. 四肢の冷えや，腹証の胸脇苦満，腹直筋の緊張，心下痞硬（四逆散の腹証 [p.110 図 2]），抑うつ，イライラなどの精神症状から（p.93 フローチャート①の c-(1) 参照），四逆散（ツムラ 35）5g/日，瘀血所見（両臍傍の圧痛）から桂枝茯苓丸（ツムラ 25）5g/日を投与したところ，頭痛は消失した. 頭痛の改善とともに抑うつイライラなどの精神症状も改善した.

2. 月経困難症

1）疾患の概要

月経困難症は，月経初日から数日に起こる. 下腹部痛，腰痛，腹部膨満感，嘔気，頭痛，食欲不振，憂うつなどの症状をきたす. 周期的に引き攣るような下腹部痛や関連痛（鈍い腰痛など）が出現したり，疼痛患者の痛みがこの時期に増悪することがある. 月経時のプロスタグランジンの産生亢進による子宮筋の過収縮が原因とされているが，漢方医学的には，瘀血のため経血がうまく排出できない病態と考える. PMS と異なり黄体ホルモンによる水滞の影響は少なくなる.

97

第1部　痛みに対する漢方治療の実際

> **押さえておきたいポイント**
> ①瘀血タイプか血虚タイプ（表2）をみる．
> ②血虚タイプは，気虚（"気"の不足）を伴っていないかも評価する．
> ③精神症状の評価をする．

2）診断と治療

a．瘀血タイプ（表2）

（1）基本：桂枝茯苓丸，加味逍遙散

瘀血を改善させる基本薬は，桂枝茯苓丸である．抗精神作用は弱いため，精神症状が少ないタイプに使用する．精神症状が強いタイプには加味逍遙散を用いる．

（2）便秘を認めるとき

便秘を認め，精神症状が強いタイプには，桃核承気湯を用いる．精神症状がそれほどないタイプには通導散を用いる．構成生薬の大黄，芒硝，桃仁は，瀉下（緩下）作用を持つ生薬である．

b．不足（"虚"）があるタイプ

中年から更年期にかけては血虚の要素が強くなる．血虚は，栄養不良，肌膚枯燥，口唇や爪の色つやが悪い，月経周期の延長，経血が淡く量が少ないなどで評価する（総論 p.146 表3，p.146～147 参照）．"気"と"血"は相互に依存し合い，協力し合って働いているので，"血"が不足すると"気"も不足して，"気血両虚"の状態になる（表2）．

（1）血虚（"血"の不足）

- 不足タイプの月経で，水滞（"むくみ"）を認めるタイプには，当帰芍薬散を用いる．
- 不足タイプの月経を示す傾向にあり，寒冷刺激で起こる血管攣縮性の疼痛疾患には，当帰四逆加呉茱萸生姜湯を用いる[4]．

（2）気虚（"気"の不足）

気が不足（気虚）し，全身倦怠感を示すタイプには，補中益気湯を用い

8. 月経関連痛，更年期障害

フローチャート②：月経困難症

a．瘀血タイプ
顔色がよくのぼせ気味，胃腸が丈夫で便秘傾向
（1）基本薬　　　┌　…桂枝茯苓丸
　　　　　　　　└　精神症状（あり）…加味逍遙散

（2）便秘（＋）┌　精神症状（強い）…桃核承気湯
　　　　　　　└　精神症状（少ない）…通導散

b．不足（"虚"）があるタイプ
（1）血虚（"血"の不足）＜血虚の月経＞
　　　　むくみ　　　　　　　　　…当帰芍薬散
　　　　寒冷で増加する痛み　　…当帰四逆加呉茱萸生姜湯

（2）気虚（"気"の不足）＜倦怠感＞
　　　　全身倦怠感（＋）　　…補中益気湯
　　　　食欲不振（＋）　　　…六君子湯

（3）気血両虚（"気"と"血"の不足）
　　　　倦怠感＋血虚の月経　　…十全大補湯
　　　　　月経痛が強い　…当帰建中湯

c．痛みが激しいとき
　　　　…安中散
　　　　…芍薬甘草湯＋附子末

る．気が不足し（気虚），倦怠感を認め，食欲不振が前面に出るタイプには，六君子湯を用いる．

（3）気血両虚（"気・血"の不足）

・上記の気と血の両方の不足がみられる（気血両虚）タイプには，十全大補湯を用いる．

・十全大補湯証で月経痛が強いタイプには，当帰建中湯を用いる．

99

第1部　痛みに対する漢方治療の実際

c. 痛みが激しいとき

（1）痛みが激しい場合

安中散を合方する．安中散は単なる「胃薬」ではなく，種々の痛みに有用である．

> ### 痛みに対する安中散
> ○月経痛が激しいとき…当帰建中湯＋安中散
> ○ストレス性の胃痛…加味逍遙散＋安中散

（2）子宮収縮の関連痛

月経時に増悪する痛みは，子宮収縮の関連痛であることが多い．鎮痙作用を持つ芍薬甘草湯が有用な場合がある．さらに附子末の追加で効果増強を期待できる．

　例）芍薬甘草湯（＋附子末 0.5〜1.0g）の疼痛時頓服

症例 腰痛を訴えた 34 歳女性

2 年前から腰痛が出現した．近医整形外科を受診し，精査したが器質的な原因疾患は不明であった．鎮痛薬や理学療法が無効であったため，漢方外来に紹介．痛みは攣るような性状で，月経の 10 日前から痛みが増悪し，イライラ感や気分の落ち込みも伴う．月経痛も強い．その他，胃が重くて食欲がなく，倦怠感を訴えた．腹診上，軽度の胸脇苦満と両臍傍部の圧痛を認めた．月経前症候群と月経困難症が，腰痛の増悪にかかわっていることが予想された．瘀血タイプ（精神症状があり，便秘なし）＋不足タイプ（気虚，食欲不振）と判断し，加味逍遙散（ツムラ 24）5g＋六君子湯（ツムラ 43）5g を投与したところ，1 ヵ月後より，月経前の情緒不安定感や月経痛が軽減し，次第に腰下肢痛も軽減した．3 ヵ月後には痛みは日常生活に支障がない程度まで改善した．

8. 月経関連痛，更年期障害

3. 更年期障害

1) 疾患の概要

　更年期障害は，閉経による卵巣機能低下でエストロゲン分泌欠乏により引き起こされる様々な症状のことをいう．更年期障害は，男性にもあり，LOH症候群（late-onset hypogonadism）と呼ばれ，40歳以降に加齢やストレスなどによるテストステロンが部分的に欠乏することにより起こる．更年期症状を評価する「日本人女性による更年期症状評価表」（表3）[5] や「Aging males' symptom（AMS）スコア」（表4）[6,7] には，関節や筋肉の痛みの項目が含まれており，こうした患者が痛みを主訴に医療機関を受診することも多い．

　漢方的には，閉経が近くなると，まず内分泌を司る「腎」が衰える．更年期の心理的ストレスが「肝」の疏泄を失調させ，その影響は「心」に及び，様々な精神症状を引き起こす．このような全身の陰陽気血の調和の乱れが，多彩な更年期症状を引き起こしている．

2) 診断と治療

押さえておきたいポイント

①瘀血を評価する．
②"虚"＝不足（血虚・陰虚）による"ほてり"症状．
③精神症状のタイプを診る．

a. 瘀血タイプ

（1）基本：加味逍遙散

　更年期症状に特有の体が熱くなったり寒くなったり，午後になるとほてりやすく汗が出るなどのhot flash症状や，精神症状を含めた不定愁訴によく用いられるのは，加味逍遙散である．血を補い，巡らせ，肝の気の流れを促進し，過剰な熱を冷ます作用を持つ．

101

第1部　痛みに対する漢方治療の実際

表3　日本人女性の更年期症状評価表

症状	症状の程度		
	強	弱	無
1. 顔や上半身がほてる（熱くなる）			
2. 汗をかきやすい			
3. 夜なかなか寝付けない			
4. 夜眠っても目を覚ましやすい			
5. 興奮しやすく，イライラすることが多い			
6. いつも不安がある			
7. ささいなことが気になる			
8. くよくよし，ゆううつなことが多い			
9. 無気力で，疲れやすい			
10. 眼が疲れる			
11. ものごとが覚えにくかったり，もの忘れが多い			
12. めまいがある			
13. 胸がドキドキする			
14. 胸がしめつけられる			
15. 頭が重かったり，頭痛がよくする			
16. 肩や首がこる			
17. 背中や腰が痛む			
18. 手足の節々（関節）の痛みがある			
19. 腰や手足が冷える			
20. 手足（指）がしびれる			
21. 近，音に敏感である			

（日本産婦人科学会生殖・内分泌委員会）

私の工夫

○加味逍遙散＋四物湯（しもつとう）：ほてり症状が強い症例は，四物湯を合方する．四物湯を加えることで本治ができる．

○加味逍遙散＋六君子湯：普段から消化器系の症状を訴える症例は，六君子湯を加える．

8. 月経関連痛，更年期障害

表4 Aging males'symptom（AMS）スコア

		ない 1点	軽い 2点	中等度 3点	重い 4点	極めて 重い 5点
1	総合的に調子が思わしくない（健康状態，本人自身の感じ方）					
2	関節や筋肉の痛み（腰痛，関節痛，手足の痛み，背中の痛み）					
3	ひどい発汗（おもいがけず突然汗が出る，緊張や運動とは関係なくほてる）					
4	睡眠の悩み（寝つきが悪い，ぐっすり眠れないなど）					
5	よく眠くなる，しばしば疲れを感じる					
6	いらいらする（あたり散らす，ささいなことにすぐ腹を立てる，不機嫌になる）					
7	神経質になった（緊張しやすい，精神的に落ち着かないなど）					
8	不安感（パニック状態になる）					
9	からだの疲労や行動力の減退（全般的な行動力の低下，余暇活動に興味がないなど）					
10	筋力の低下					
11	憂うつな気分（落ち込み，悲しい，涙もろい，意欲がわかないなど）					
12	「人生の山は通り過ぎた」と感じる					
13	「力尽きた」，「どん底にいる」と感じる					
14	ひげの伸びが遅くなった					
15	性的能力の衰え					
16	早朝勃起の回数の減少					
17	性欲の低下（セックスが楽しくない，性交の欲求が起きない）					

17〜26点：なし，27〜36点：軽度，37〜49点：中等度，50点以上：重度

第1部　痛みに対する漢方治療の実際

フローチャート③：更年期障害

a．瘀血タイプ
　　（1）更年期・基本薬　　　　　　…加味逍遙散
　　（2）精神症状（−）　　　┌ …桂枝茯苓丸
　　　　　　　　　　　　　　└ 水滞（＋）…当帰芍薬散
　　（3）精神症状（＋）＋便秘　…桃核承気湯

b．不足（"虚"）を補う
　　（1）血虚＜栄養不良＞
　　　┌ 基本　…四物湯
　　　├ むくみ…当帰芍薬散
　　　└ 冷え症，血管攣縮性の疼痛…当帰四逆加呉茱萸生姜湯
　　（2）陰虚 "（水" の不足）乾燥とむくみ，四肢のほてり…六味丸
　　（3）気虚＜倦怠感＞…六君子湯，補中益気湯
　　（4）気血両虚（"気・血" の不足）＜倦怠感＋栄養不良＞
　　　　　　　　　　　　　　　　　　　　　…十全大補湯

c．激しい 'ほてり' …（加味逍遙散）＋四物湯
　　　　　　　　　　…（加味逍遙散）＋黄連解毒湯
　　　　　　　　　　…（加味逍遙散）＋白虎加人参湯

d．'精神症状' が強いタイプ
　　（1）イライラ・易怒性
　　　┌ 内に秘めた怒り，焦燥感，筋痙攣，舌の突出が悪い…抑肝散
　　　└ 抑うつ，落ち着かない＜肝気鬱結＞…四逆散
　　（2）不安
　　　┌ 全身倦怠感…加味帰脾湯
　　　├ 虚証…桂枝加竜骨牡蛎湯
　　　└ イライラ，驚きやすい，胸脇部の張り…柴胡加竜骨牡蛎湯
　　（3）抑うつ
　　　┌ 咽喉頭部異物感（梅核気）…半夏厚朴湯
　　　└ 虚証　鳩尾の圧痛…香蘇散
　　（4）情緒不安定
　　　　情緒不安定，非傷して泣きたい…甘麦大棗湯

104

（2）精神症状が少ないタイプ

・基本処方は桂枝茯苓丸である．瘀血所見が強く精神症状が少ないとき．

・"むくみ"があるなど水滞を伴うタイプには当帰芍薬散を用いる．

（3）精神症状が強い＋便秘ありタイプ

・精神症状が強く便秘があるタイプには，桃核承気湯を用いる．

b. 不足（"虚"）タイプ（（1）月経前症候群（PMS）参照）

更年期症状でよくみられる'ほてり'は不足（"虚"）による熱症状である（虚熱）．

（1）血虚（"血"の不足）＜栄養不良の所見＞

・基本処方は四物湯である．

・むくみがある場合は当帰芍薬散を用いる．

・冷えが強い場合には当帰四逆加呉茱萸生姜湯を用いる．

（2）陰虚（腎陰虚）（"水"の不足）

・乾燥とむくみ，四肢のほてりがある場合は六味丸を用いる．

（3）気虚（"気"の不足）＜倦怠感＞

・倦怠感などの気虚の症状がある場合は六君子湯，補中益気湯を用いる．

（4）気血両虚（"気"と"血"の不足）＜倦怠感＋栄養不良＞

・（2）と（3）を認める場合は十全大補湯を用いる．

c. 激しい'ほてり'

激しい'ほてり'には，上記の"不足（虚）を補う"漢方薬だけでなく，黄連解毒湯や白虎加人参湯など清熱（冷やす）作用を持つ漢方薬を併用する．

d. '精神症状'が強いとき（「9. 心因性疼痛」の章を参照）

（1）イライラ・易怒性タイプ

・内に秘めた怒り，焦燥感，筋痙攣，舌の突出が悪い　処方）抑肝散

・抑うつ，落ち着かない〈肝気鬱結〉　処方）四逆散

（2）不安タイプ

・全身倦怠感　処方）加味帰脾湯

第1部　痛みに対する漢方治療の実際

・虚証　処方）桂枝加竜骨牡蛎湯

・イライラ，驚きやすい，胸脇部の張り　処方）柴胡加竜骨牡蛎湯

（3）抑うつタイプ

・咽喉頭部異物感（梅核気）　処方）半夏厚朴湯

・虚証　鳩尾の圧痛　処方）香蘇散

（4）情緒不安定タイプ

・情緒不安定，悲傷して泣きたい　処方）甘麦大棗湯

症例 全身痛を訴える48歳女性

1年前から誘因なく，針で刺されるような全身の痛みが出現した．近医内科や整形外科，神経内科で精査されたが，原因は不明であった．月経周期が半年前から不順で，疲れやすく，肩こりと，強い上半身のほてり，下肢の冷えを認めた．また，家庭内の些細なストレスで，イライラしやすいと訴えた．

舌は暗赤色で，瘀斑，舌下静脈の怒張を認め，腹診では軽度の胸脇苦満と臍傍の圧痛を認め，下肢の細絡など瘀血の所見が強かった．以上の所見より，加味逍遙散（ツムラ24）5g/日＋四物湯（ツムラ71）5g/日を投与したところ，痛みは軽減傾向であったため，同処方をさらに調整して，最終的には，加味逍遙散（ツムラ24）5g/日＋四物湯（ツムラ71）5g/日＋桂枝茯苓丸（ツムラ25）5g/日の投与により痛みは軽減した．

症例 割れるような頭痛を訴えた56歳男性[8]

半年前から，割れるような頭痛，頚部痛をきたすようになる．内科，整形外科で精査されたが，原因は不明であった．ロキソプロフェンナトリウム，ノイロトロピン®の鎮痛薬も無効であった．

頭痛は，割れるような痛み（Visual analogue scale 75/100，40分持続，3回/日である）．飲酒時，気圧の変化で増悪する．抑うつ傾向も認めた．初診時の血液検査では，遊離型テストステロン5.1pg/mL（50歳代基準値6.9〜18.4）でAMSスケールは54点（50以上：重症）であっ

たことから，男性更年期障害（LOH 症候群）が疑われた．漢方医学的所見の舌の瘀斑・舌下静脈の怒張，下腹部の圧痛などの瘀血の所見，腹診の胸脇苦満，弦脈，抑うつ傾向を指標に，四逆散（ツムラ 35）＋桂枝茯苓丸（ツムラ 25）を処方した．4 週後には，頭痛の発作回数の減少（0〜1/日）と冷えの改善を認め，8 週後には頭痛は 0〜1 回/週まで改善した．

おわりに

原因不明とされる痛みのなかには月経関連痛や更年期障害が関連した痛みが含まれていることがある．こうした痛みは，月経との関連，更年期障害の一症状である可能性を念頭に置いて問診することで，容易に診断できることが多い．漢方治療が奏効することが多い分野ではあるが，重症な症例は，専門科（婦人科や泌尿器科など）へ紹介することが大切である．

文献

1) Takeda T et al：Prevalence of premenstrual syndrome and premenstrual dysphoric disorder in Japanese women. Arch Womens Ment Health 2006；9：209-212
2) Hantsoo L, Epperson CN：Premenstrual Dysphoric Disorder：Epidemiology and Treatment. Curr Psychiatry Rep 2015；17：87
3) 日本産科婦人科学会，日本産婦人科医会：Q419 月経前症候群の診断・管理は？　日本産科婦人科学会，2014：p.224-227
4) 花輪壽彦：当帰四逆加呉茱萸生姜湯．漢方診療のレッスン，金原出版，2011：p.402-404
5) 日本産婦人科学会生殖・内分泌委員会：日本人女性の更年期症状評価表．日本産婦人科学会雑誌 2001；53：883-888
6) 並木幹夫ほか：加齢男性性腺機能低下症候群（LOH 症候群）診療の手引き．日本泌尿器科学会雑誌 2007；98：1-22
7) 河　源ほか：健康中年男性におけるテストステロンと ADAM および AMS 質問紙の妥当性に関する検討．日本泌尿器科学会雑誌 2008；99：645-651
8) 中西美保ほか：痛みを主訴に来院した LOH 症候群（late-onset hypo-gonadism）に四逆散合桂枝茯苓丸が著効した 2 症例．痛みと漢方 2014；24：117-123

第 1 部　痛みに対する漢方治療の実際

 心因性疼痛

1) 疾患の概要

　心因性疼痛は，情動や認知などの心理的要因により異常な疼痛行動が出現し，増悪・維持された疾患で，ペインクリニック領域では，心理的要因が関与しやすい疾患が多い（表 1）[1]．治療目標は，疼痛に対する耐性を高め，疼痛のある生活を受容し自己コントロール感を獲得すること，社会生活への適応を改善していくことである．

　近年，心因性疼痛を含む慢性疼痛の理想的な治療として，他職種のチームで包括的に診療する"集学的診療"が注目されているが，本来，漢方医学は包括的に心身の調和を図ることを治療目標としているため，心理的な

表 1　心因性疼痛の分類と主要な疾患

1）身体的因子に乏しい痛み（解剖学的に異常がなく原因不明で経過が長い）
　1. 非定型顔面痛
　2. 舌痛，burning mouse
　3. 顎関節痛
　4. 腹痛
　5. 会陰部痛・肛門部痛
　6. 腰痛
2）心理面に大きく影響される身体的な痛み
　1. 筋緊張性頭痛
　2. 肩こり
　3. 線維筋痛症
　4. 慢性膵炎の痛み
　5. 慢性胃炎の痛み
　6. 腰痛
　7. 外傷性頚部痛
3）痛みの長期化により心理面に影響を与えている身体的疼痛
　1. 帯状疱疹後神経痛
　2. CRPS
　3. 引き抜き損傷後疼痛
　4. 術後痛
　5. 外傷性頚部症候群

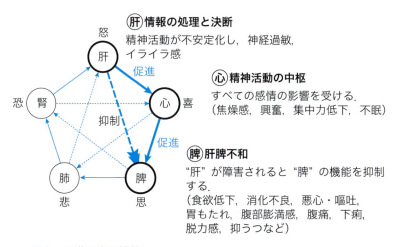

図1　五臓の生理機能

要因を当然考慮すべき一因として考えている．漢方医学的には，心因性疼痛は，五臓の「肝」,「脾」,「心」と関連していることが多い（図1）[2]．（総論 p.134〜137 参照）

2）診断と治療

> **押さえておきたいポイント**
>
> ①精神症状の特徴を捉える．
> ②腹診所見が有用である．
> ③「虚（不足）」を"補う"．
> ④気の異常には，瘀血や水滞が合併しやすい．

　心因性疼痛患者の精神症状は，漢方でいう"気"の異常に伴うものが多く，気の異常を引き起こす病態は様々である．痛みに伴う明らかな精神症状に特徴があれば，症状の特徴に合わせて柴胡剤や気剤を投与する．ここでは，精神症状のタイプ別に，(1) 不安，(2) イライラ・易怒性，(3) 抑うつ症状，(4) 情緒不安定の4つに分類する．それぞれのタイプの治療によ

第1部　痛みに対する漢方治療の実際

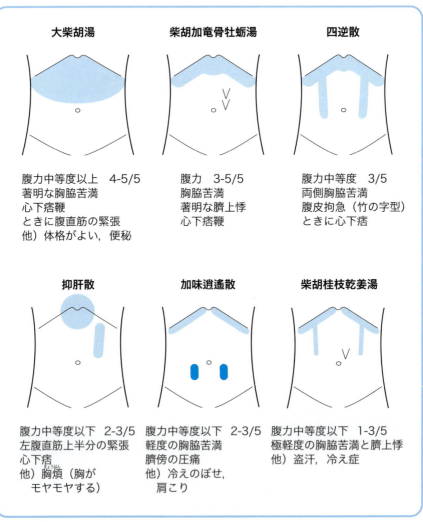

図2　代表的な漢方薬の腹診所見

く使う漢方薬と腹診所見については図2に示す[3,4]．この分野の漢方治療には腹診所見が有用で，特徴的な腹診所見は，そのまま適切な漢方処方を示していることが多い．明らかな精神症状がなく，西洋医学的に見逃されていた心因性疼痛が，腹診により明らかになることがある．

9. 心因性疼痛

フローチャート①: 心因性疼痛の漢方治療

a．精神症状のタイプをみる
  （1）不安・動悸
    ┌ ①全身倦怠感…加味帰脾湯
    ├ ②虚証…桂枝加竜骨牡蛎湯
    └ ③イライラ，驚きやすい，胸脇部の張り…柴胡加竜骨牡蛎湯

  （2）イライラ，易怒性
    ┌ ①抑うつ，落ち着かない＜肝気鬱結＞…四逆散
    ├ ②多愁訴，微小循環障害＜肝気鬱結＋瘀血＞…加味逍遙散
    ├ ③内に秘めた怒り，焦燥感，筋痙攣，舌の突出が悪い…抑肝散
    ├ ④不安焦燥感…柴胡加竜骨牡蛎湯
    └ ⑤興奮，消化器症状（悪心，腹部膨満感）…黄連解毒湯

  （3）抑うつ
    ┌ ①咽喉頭部異物感（梅核気）　胸の詰まり…半夏厚朴湯
    └ ②虚証　鳩尾の圧痛…香蘇散

  （4）情緒不安定
    　　情緒不安定，悲傷して泣きたい…甘麦大棗湯

  （5）重症例
    　　…（上記処方）＋四逆散

b．慢性化・難治例
  （1）不足（虚）の評価
    ┌ ①倦怠感（気虚）　…六君子湯，補中益気湯
    ├ ②しびれ，引き攣るような痛み（血虚）　…四物湯
    ├ ③①と②の両方を認める　…人参養栄湯，十全大補湯
    └ ④ほてり・乾燥（腎陰虚）┌ …六味丸
    　　　　　　　　　　　　　└ 手足の甲の冷え（腎陽虚）
    　　　　　　　　　　　　　　　…牛車腎気丸，八味地黄丸

  （2）停滞（瘀血・水滞）の評価
    ┌ ①瘀血所見あり　…四逆散＋桂枝茯苓丸
    └ ②むくみ，気圧の変化で増悪（水滞）　…五苓散，当帰芍薬散

111

第1部　痛みに対する漢方治療の実際

a. 精神症状のタイプ
（1）不安タイプ
①不安・動悸＋全身倦怠感

　不眠，不安などの精神症状に加えて，全身倦怠感，食欲不振などの消化器症状を認める．心身の疲れからくるタイプの不安である．このタイプに用いるのは，加味帰脾湯である．

> **加味帰脾湯**
> ◦胃腸の働きを高めて気力体力を増やし，血を補い落ち込みや不安感を改善する．

> **心**
> ◦『心』は，全身に血液を送る以外に，意識や精神活動を支配している（君主の官）．
> ◦「心血虚」とは，心を養う血が不足した状態．
> ◦代表的な症状：判断や記憶力の低下，ボーっとする，動悸，睡眠障害（眠りが浅く朝早く目覚める，多夢）（総論 p.135 参照）

②不安＋虚証（体力がない）

　華奢な体型，元気がない，食が細い，腹部に動悸を触れるなどの虚証で，不安が強く，物事に驚きやすく過敏な傾向があるタイプ（虚陽上浮）である．このようなタイプに使うのは，桂枝加竜骨牡蛎湯である．不安に対する処方がわからないときの第一選択としても使いやすい．不安時の頓服としても使用できる．

9. 心因性疼痛

> **桂枝加竜骨牡蛎湯**
>
> ○桂枝湯に竜骨・牡蛎を加えた処方で，陰の漏出を止めることで，陰陽のバランスを整える．
>
> [Key point]
> ・虚証の神経症状（不安）
> ・臍動悸（腹部に動悸を触れる）

③不安・動悸＋イライラ・胸脇部の張り（体力がある）

　不安・不眠，動悸，に加えて，イライラ，のぼせ，落ち着かない，胸脇部が張って苦しい，筋肉がピクピク引き攣る（心肝火旺）などがある．このタイプに用いるのは柴胡加竜骨牡蛎湯である．

> **柴胡加竜骨牡蛎湯**
>
> ○心身の緊張感を緩和して，気と血のめぐりを改善して，不安やイライラ感を鎮める．
>
> ○不眠症の第一選択としても使われる．
>
> [Key point]
> ・がっちりした体格（実証）で顔色がよい
> ・交感神経過敏状態
> ・腹診：腹力 3-5/5，胸脇苦満，著明な臍動悸，心下痞鞕（図2）

第1部　痛みに対する漢方治療の実際

> **"不安"の漢方薬の使い分け**
> ○ [実証] 柴胡加竜骨牡蛎湯：体格がよい．胸脇苦満（図2），冷えがない
> ○ [中間証] 柴胡桂枝乾姜湯（さいこけいしかんきょうとう）：柴胡加竜骨牡蛎湯よりやや華奢なタイプ．軽度の胸脇苦満，頭痛，心悸亢進，不眠
> ○ [虚証] 桂枝加竜骨牡蛎湯：虚証，腹部軟弱・無力のなかに腹直筋が緊張して浮かんでいる

（2）イライラ・易怒性タイプ

①交感神経緊張（抑うつ，落ち着かない）

怒りやストレスにより，肝の疏泄（そせつ）作用（気・血・水の流れを促し，全身の臓器組織の働きを円滑にする[総論p.136の（2）-①参照]）が失調し，気の巡りが停滞している状態（肝気鬱結（かんきうっけつ））である．性格が真面目で常に交感神経系が緊張気味で生活している人に多い[5]．精神のイライラ感に加えて，抑うつ，落ち着かない，ため息，胸脇部が張って痛い，四肢の冷え，手掌発汗を認める．消化管の失調症状を認めることが多い．このような状態に使う基本処方は，四逆散（しぎゃくさん）である．

> **四逆散 [▶ 動画：四逆散の舌]**
> ○ 肝の疏泄作用を改善させる基本薬．気の巡りをよくして痛みを取る．
> [Key point]
> ・抑うつ性の神経症状
> ・腹症　両側の胸脇苦満と腹皮拘急（竹の字型）（図2）
> ・手掌発汗
> [step up] さらに効かせるコツ
> ①効果が弱いときは香蘇散（こうそさん）を加える　…四逆散＋香蘇散≒柴胡疎肝湯
> ②消化器系の痛みには六君子湯（りっくんしとう）を加える…四逆散＋六君子湯≒柴芍六君子湯

9. 心因性疼痛

症例 49歳男性．170cm，65kg

主訴：左側腹部痛

現病歴：3年前より左側腹部のしびれが出現し近医内科で精査されたが原因不明であった．1年前よりしびれが鈍痛に変わり，近医ペインクリニックや整形外科を受診したが改善しなかった．2ヵ月前より痛みの増悪，全身倦怠感のため仕事を休むことも多くなった．痛みは，重だるい痛み．座位（仕事中）で増悪する．

経過：初診時の腹部X線で胃内に多量の空気の停滞があり，仕事中に痛みが増悪する傾向があった．ストレスの緩和と消化機能の改善を目的に柴芍六君子湯（四逆散（ツムラ35）＋六君子湯（ツムラ43））を開始したところ，内服2週後より痛みの軽減を自覚し，就労に支障をきたすことも少なくなった．漢方治療により，生活障害評価尺度（PDAS）36→0/52，HADS（不安15→7/21，抑うつ16→3/21），破局化思考（PCS）51→34/52，健康関連QOL（EQ-5D）0.383→0.768/1.000が大きく改善した．

『肝』と"肝気鬱結"

- 『肝』には，気，血，水の流れを促し，全身の臓器組織の働きを円滑にする作用（疏泄作用）がある．
- 『肝』は怒りやストレスなど感情の影響を受けやすい．
- 肝の疏泄作用が失調すると，気の巡りが悪くなり，体内に肝気が過剰になって停滞する（肝気鬱結）．抑うつやイライラ感，感情の起伏が激しいといった情緒面の変化，気の詰まりからくる胸苦しさ，胸脇部の張り，筋肉が攣るような痛みといった症状があらわれる．

---

②不定愁訴・ストレスが溜まりやすい

イライラに加え，不定愁訴を訴えるタイプには，加味逍遙散を用いる．

115

第1部　痛みに対する漢方治療の実際

加味逍遙散

○ 内にとどめることなく，すべて外に向けて発散するが，交感神経系は緊張状態にあるため，痛みが改善しにくい状態である[5].

○ 痛みにとどまらず様々な愁訴を訴えて止まらず，症状が逍遙する（あちこち移動する），いわゆる不定愁訴に用いられる.

○ 女性だけでなく，同様の神経症的傾向の男性にも有用である.

○ 気の流れを改善させ，気血を補う作用を持ち，慢性疼痛の治療にもよく用いられる.

[Key point]

・不定愁訴　愁訴が多い

・舌の突出がよい　[▶️ 動画：加味逍遙散の舌]

・冷えのぼせ

・腹証　腹力中等度以下　2-3/5，軽度の胸脇苦満，臍傍の圧痛（瘀血の所見）（図2）

・肩こり

[step up] さらに効かせるコツ

・補気を強める　…（加味逍遙散）＋六君子湯

・補血を強める　…（加味逍遙散）＋四物湯（しもつとう）

症例 52歳女性．身長167cm，体重50kg.

主訴：頭皮の痛み

現病歴：2年前から頭皮の指圧時に時々痛みを感じるようになった．その後，頭皮の痛みは増悪し，ブラシを当てるのも困難になった．皮膚科や神経内科で精査したが，原因は明らかにならなかった.

心理社会的背景：息子と夫がアスペルガー症候群.

東洋医学的所見：脈診：細弦，舌診：厚白苔，歯痕．腹診：腹力2/5，軽度の胸脇苦満と右腹直筋の緊張を認めた.

その他，冷え症（特に腰下肢），多汗，口乾，疲れやすい，胃の痛み，腹部膨満感などを認め，外来では話が取り留めなく続き，訴えが多い.

経過：ストレス時に症状が増悪する，冷えのぼせ，多愁訴を目標に，加味逍遥散（ツムラ24）を投与したところ，イライラ感の改善とともに頭皮痛も改善した.

③（内に秘めたイライラ）＋焦燥感強 ＋筋痙攣

イライラ，焦燥感が著明で，筋痙攣（眼瞼痙攣，筋肉の痙攣，手足の震え，ひきつけ，震え，チック症状）などがみられる（肝陽化風）．このタイプのイライラ，焦燥感は，一見してわかりにくく，"内に秘めたイライラ"であることが多い．人間関係において弱い立場にありストレスを容易に発散できない，怒りを発散できない状況などが背景にある．舌診時に舌の突出が悪く，舌に震えを伴う ［▶ 動画：抑肝散の舌］．頭痛，めまいを伴うこともある[5]．このようなタイプには，抑肝散を用いる．抑肝散の適応で，悪心嘔吐，腹部膨満感などの消化器症状を伴うときは，抑肝散加陳皮半夏を用いる.

抑肝散

○神経や筋肉の緊張をゆるめ神経の高ぶりを抑えて，気血を補う.

[Key point]

・内に秘めたイライラ
・腹診では，腹力中等度以下 2-3/5，左腹直筋上半分の緊張，心下痞鞕（図2）
・眼瞼痙攣，筋痙攣
・舌の突出が悪い ［▶ 動画：抑肝散の舌］

第1部　痛みに対する漢方治療の実際

> ### 抑肝散加陳皮半夏
>
> ○抑肝散に，理気作用を持つ陳皮と制吐作用を持つ半夏を加えた処方で，抑肝散証に消化器症状（悪心嘔吐，腹部膨満など）が加わった状態に用いる．
>
> ［Key point］
> ・抑肝散証
> ・消化器症状

症例 45歳女性．158cm，53kg．

主訴：頚部痛

現病歴：小学校の教師．半年前から頚部痛が出現した．近医の整形外科で精査されたが原因は不明であった．詳しく問診すると，痛みが出現した時期に生徒の母親から生徒の指導が悪いと数時間怒鳴られたことがあった．

東洋医学的所見：舌は，舌の振戦，突出不良．腹診は軽度の左胸脇苦満と腹直筋の緊張

経過：イライラ（内に秘めた）と眼瞼痙攣や舌の震えを指標に，抑肝散（ツムラ54）7.5g/日を投与したところ，3週後には痛みが軽減し，半年後には痛みが消失した．

④イライラ＋不安焦燥感強＋実証

　イライラに加え，実証で不安焦燥感が強いタイプである．不安・不眠，動悸を認め，落ち着かない，のぼせ，筋肉がピクピク引き攣る（心肝火旺）などの症状を認める．このようなタイプには柴胡加竜骨牡蛎湯を用いる（p.113参照）．

9. 心因性疼痛

症例 36歳男性．身長180cm，体重80kg

現病歴：13年前に，自動車工場の機械に顔を挟まれ，顔面中央部を陥没骨折した．すぐに救急搬送され整復術を試みたが，悪性高熱症のため手術が中止となった．受傷後1年後に整復術を受ける．術後も顔面痛が持続し，徐々に痛みが増強したため，当科に紹介される．痛みは殴られたような鈍痛（VAS 50mm）で，不眠の訴えが強く，フラッシュバック（事故時の情景が再現されて脳裏に浮かぶ）による入眠困難や悪夢による中途覚醒を認めた．舌は，色調が淡紅色，薄白苔，軽度の舌下静脈怒張あり．脈は弦．腹診では腹力中等度，両側に胸脇苦満を認め，心下痞，臍上悸あり．事故や治療経過の話になると，「どうして，こんな事故が起こったのか」と涙を浮かべて訴える．一方で，「手術がすぐに受けられなかったから痛みが残存したのではないか」と訴え，医療不信感も強かった．外来の待ち時間が長いとイライラした様子で受付に苦情を言う場面もみられた．不安傾向，イライラ感，腹診の胸脇苦満と臍上悸を指標に，柴胡加竜骨牡蛎湯（ツムラ12）5g/日を投与した．2週後には「痛みはよくなっている．内服して2日くらいで，気持が安定する感じがした」と話し，痛みの軽減や気分の安定感が得られた．その後，同処方の続行で，顔面痛の軽減とともに，フラッシュバックや悪夢も減少した．

⑤イライラ＋興奮＋上部消化管症状

イライラに加えて，易怒性の興奮を示す．赤ら顔や悪心・嘔吐，上腹部痛，腹部膨満感などの上部消化管症状を訴えるもの．このようなタイプには，黄連解毒湯（おうれんげどくとう）を使う．

119

第1部　痛みに対する漢方治療の実際

> **黄連解毒湯**
> ○身体の上部の充血を取り精神を鎮静させる.「恍惚」(意識がはっきり
> 　しないさま)に対する処方として精神症状に使われてきた.
> [Key point]
> ・交感神経系の興奮
> ・脳の興奮性増大によるイライラ
> ・みぞおちの痞え

(3) 抑うつを示すタイプ

　抑うつ気分,不安,咽喉頭部つまり感(梅核気)などの気うつ症状を訴えるタイプ(気滞痰鬱)である.このようなタイプには,半夏厚朴湯や柴朴湯を用いる.柴朴湯は,半夏厚朴湯に小柴胡湯(疎肝剤)を加えたもので,作用を増強したいときに用いる.軽症の場合や,体力が劣る症例では,香蘇散を用いる(気滞:総論 p.146 参照).

> **半夏厚朴湯**
> ○抗うつ作用,鎮咳作用を持つ生薬で構成されている.
> ○喉の痞え感,不安神経症,神経性の咳,発作性の心悸亢進,浮腫傾向
> 　などを伴う抑うつに用いる(末梢性気うつ:下記).
> [Key point]
> ・咽頭部異物感(咽中炙臠(梅核気)),胸のつまり
> ・神経過敏で,緊張が強いもの

120

9. 心因性疼痛

香蘇散

○胃腸虚弱者の抑うつ傾向に用いられる.

○心理葛藤が内向しうつうつ悶々としている状態で（中枢性気うつ：下記），半夏厚朴湯のような '詰まり感' など具体的な症状はない. 鳩尾を胸郭に向かって指頭で軽く押すと非常に痛がる（鳩尾の圧痛）[5].

[Key point]

・虚証の抑うつ

・心理葛藤が内向しうつうつ悶々としている

・鳩尾の圧痛

香蘇散と半夏厚朴湯の使い分け

○花輪壽彦先生は，香蘇散の適応を "心理的葛藤が内向しうつうつ悶々といている状態 "とし「中枢性気うつ」と呼び，一方で，半夏厚朴湯の適応を "心理的葛藤を身体表現して開放している状態" として「末梢性気うつ」と呼んで使い分けている[8].

症例 78 歳女性. 145cm, 42kg.

主訴：会陰部痛

現病歴：2 年前に卵巣腫瘍に対して，単純子宮全摘＋両付属器切除術を受けた. 主治医より病理検査の結果が，「良性ではない」という事実を知らされてから，不眠を自覚するようになった. 術後痛は遷延し，1 年後より会陰部痛を訴えるようになる. 気分が憂うつで，咽頭部異物感（咽中炙臠（梅核気））を認めた.

経過：抑うつ症状，咽頭部の異物感から，気うつの症状と判断し，半夏厚朴湯（ツムラ 16）7.5g/日を投与したところ，1 ヵ月後頃より痛みの軽減を自覚し，半年後には痛みは改善した.

121

第1部　痛みに対する漢方治療の実際

（4）情緒不安定タイプ

　情緒不安定で，悲傷して泣きたいなどを訴えるタイプ（心神失養）である．ヒステリー様の症状（煩躁）は，心血虚＋軽度の脾虚と考えられており，軽い栄養不良に伴う脳の抑制過程と亢進過程の失調状態と考えられている．このようなタイプには，甘麦大棗湯を投与する．急迫（差し迫っている感じ）があるのが特徴である．

> ### 甘麦大棗湯
> ○栄養不良（心の血の不足（心血虚））を改善させ，興奮状態（泣いたり，怒ったり）を鎮静させる．
> ［Key point］
> ・情緒不安定，悲傷して泣きたい
> ・ヒステリー傾向
> ・易驚性

（5）重症な症例

　四逆散（愁訴が多い場合は加味逍遙散）を基本処方として，上記の精神症状（不安やイライラ・焦燥感，抑うつ）に対する漢方薬を合方する．

(1) 不安タイプ：実証には柴胡加竜骨牡蛎湯，中間証には柴胡桂枝乾姜湯，虚証には桂枝加竜骨牡蛎湯を合方する（p.114 参照）．不安＋全身倦怠感を伴う場合は，加味帰脾湯を合方する．

(2) イライラ・焦燥感タイプ：抑肝散や抑肝散加陳皮半夏を合方する．

(3) 抑うつタイプ：半夏厚朴湯を合方する．

(4) 情緒不安定タイプ：情緒不安定・悲傷して泣きた・ヒステリーには，甘麦大棗湯を合方する．

9. 心因性疼痛

b. 慢性化―虚（不足）の評価

押さえておきたいポイント

①慢性化すると「虚（不足）」を伴う（総論 p.146 表 3，p.146〜147 を参照）．

②瘀血と水滞の評価："気"の異常は，"血"や"水"の異常を合併する．

（1）気・血・水の不足

慢性化すると「虚（不足）」を伴いやすい（図 3）．このような場合は，「虚（不足）」を補う漢方薬を投与する．まず，気虚（気の不足），血虚（血の不足），陰虚（水の不足）の代表的な症状がないかを診る（総論 p.146 表 3，p.146〜148 参照）．

①気虚：気の不足の症状は，倦怠感や消化器機能の低下で，処方としては，六君子湯，補中益気湯になる．

②血虚：血の不足の症状は，しびれや，引き攣れる症状，顔色が悪い，爪が割れやすいなどで，処方としては，四物湯や四物湯が含まれた処

6 病態：「気・血・水」の停滞・不足
　通じざれば即ち痛む

	停　滞	不　足
気	①気滞	②気虚
血	③瘀血	④血虚
水	⑤水滞	⑥陰虚

＊慢性化すると"不足（栄養不足）"の要素が加わる
＊痛みでは"血虚"の要素が特に重要

2 病態：「寒熱」

	⑦冷え	⑧熱

色字：腎虚

図 3　痛みが起こりやすい 8 病態

第1部 痛みに対する漢方治療の実際

表2 「不足」（虚）の治療

病態	症状	処方	
"気"の不足 （気虚）	倦怠感	六君子湯 補中益気湯	十全大補湯 人参養栄湯
"血"の不足 （血虚）	しびれ，引き攣る， 爪が割れやすい	四物湯 が含まれたもの	
"水"の不足 （陰虚）	乾燥，ほてり	六味丸 麦門冬湯	

方で，疎経活血湯，当帰芍薬散，大防風湯などである．

③気虚＋血虚：気と血の両方が不足した場合に使う処方は，加味帰脾湯や十全大補湯，人参養栄湯である．心因性疼痛では，精神安定作用を持つ遠志が含まれている人参養栄湯が有用なことがある．

④陰虚：水の不足の症状は，乾燥やほてり感で，処方としては，六味丸や麦門冬湯，清心連子飲である．

(2) 腎虚（老化）

冷え（手の甲，足の甲，首筋背中の冷え）と水の代謝異常（水の停滞＋不足）などの腎虚 ［▶ 動画：腎虚の顔色・舌］ の症候がある場合（図3）は，牛車腎気丸，八味地黄丸がよい．

以上の不足の要素を改善させることは慢性化した痛みには特に重要で，痛みの軽減の底上げ効果が期待できる．

主要な病態と漢方薬を表2にまとめる．

(3) 瘀血や水滞を伴うタイプ

"気"の異常は，"血"や"水"の異常を合併しやすい．"血"の停滞を合併すると，痛みは頑固で難治性となる．瘀血や水滞など特徴的な病態があれば改善させる方剤を合方する．

①瘀血

瘀血は"所見"で評価する（総論 p.146 表3, p.147〜148 を参照）. 便秘がある場合は積極的に改善する. 緩下剤の大黄には向精神作用がある.

"気"と"血"の滞りは同時に起こりやすい. 気滞と瘀血が同時にある場合は, 血府逐瘀湯の方意で, 四逆散＋桂枝茯苓丸を投与する.

②水滞

むくみや, 気圧の変化により痛みが増悪する傾向がある場合は五苓散, 当帰芍薬散を用いる.

おわりに

漢方医学の包括的に病態を捉える考え方は, 痛みの原因を包括的に捉える必要がある心因性疼痛の治療に適している.

心因性疼痛に対する漢方治療は決して簡単ではないが, 精神症状のタイプなど西洋医学的な視点から考えることで, 適応がよりわかりやすくなるように分類した.

心理社会的要因が強い場合など難治性の症例に対しては, 漢方治療を含めた薬物療法だけでは治療困難なことも多く, 心理療法の併用を考えることも大切である.

文献

1) 大瀬戸清茂：各論 IV 胸背部痛. ペインクリニック 診断・治療ガイド 痛みからの解放とその応用. 日本医事新報社, 2015：p.382-384

2) 平馬直樹, 浅川 要, 辰巳 洋：蔵象学説総論, 肝の不調, 心の不調, 脾の不調. 東洋医学の教科書, ナツメ出版, 2014：p.64-71

3) 秋葉哲生：大柴胡湯, 柴胡桂枝乾姜湯, 柴胡加竜骨牡蠣湯, 加味逍遙散, 四逆散, 抑肝散. 活用自在の処方解説, ライフ・サイエンス, 2009：p.26-27, 34-37, 60-61, 82-83, 114-115

4) 坂東正造：精神・神経科疾患. 山本巌の漢方医学と構造主義 病名漢方治療の実際. メディカルユーコン, 2002

5) 平田道彦. 慢性疼痛疾患の心理的因子を漢方的に診る. 慢性疼痛. 2014；

第1部　痛みに対する漢方治療の実際

　　　　33：63-70
　6）　中西美保，蔭山　充，古瀬洋一ほか：原因不明の頭皮痛に加味逍遙散が有効
　　　　であった1例．日本東洋心身医学研究 2011；25：60-63
　7）　中西美保，蔭山　充，中井恭子ほか：不眠と顔面外傷後疼痛に柴胡加竜骨牡
　　　　蛎湯が著効した 36 歳男性．日本東洋心身医学研究 2010；24：52-56
　8）　花輪壽彦：香蘇散と半夏厚朴湯の鑑別．漢方診療のレッスン．金原出版，
　　　　2003：p.407

第2部
総　論

第2部　総　論

Ⅰ．痛みの漢方治療の基本

　痛みに対する治療は，現代においてもより効果的なアプローチを求めて刻々と進化している．紀元前3世紀に書かれた中国最古の医学書「黄帝内経」には，すでに，痛みの症状・病因・発症機序についての記載があり，痛みに対する漢方治療の歴史は長い．漢方医学は，長い歴史のなかで，痛みの多面性を，身体全体から，時には自然も含めた要因から捉えて，痛みをもたらす状態のパターンを検証すると同時に，その状態を改善させる治療（漢方薬）を考えてきた．現在，漢方エキス剤となっている漢方薬は，こうした数千年にわたる治験の末に有用性が検証された「優秀処方」なのである．痛みの発症には，ひとつの要因だけではなく複数の要因が関与していることが多く，包括的な治療が必要となることが多い．こうした意味で，漢方治療は痛みの診療に適していると考えられる．また，包括的に状態を捉える漢方医学的診断学は，適切な漢方薬の選択するだけにとどまらず，原因不明とされる痛みの診断の一助にもなることも期待できる．

1）痛みの捉え方―東洋医学と西洋医学の違い

　チャード・E・ニスベット（元ミシガン大学心理学者）著の「木を見る西洋人 森を見る東洋人―思考の違いはいかにして生まれるか」という本には，西洋人と東洋人の思想の違いについての記載がある．西洋人は　「大木を見つめる」思考で，対象に対して分析的であり，その一方で東洋人は「森全体を見わたす」思考で，対象と様々な要素との関係を重視する包括的思考であると述べている．たとえば，水槽を見せて何が見えたか尋ねると，西洋人は，中央を泳いでいる大きな魚の特徴を話す傾向にあり，ある一点に集中して意識を向けているのに対して，東洋人は，水槽の特徴や，周囲を泳いでいる小さな魚や海藻についての話し，全体をみてバランスを考える傾向にあり，こうした考え方の違いは，西洋人と東洋人の思想の違いからきている．漢方医学における人体の包括的な捉え方は，このような古代中国人の思想や自然観に基づいている．彼らは人間は宇宙のひとつで

あると考え，人間は自然界と無関係に存在することはできず，常に自然界と関連して存在していると考えている．自然界と人体を包括して考える理論は，陰陽五行説と言われるものである[1]．漢方医学は，数千年以上の長い歴史のなかで，「痛み」を局所の問題と捉えず，身体全体の問題から起こる一症状として捉え，人が陥りやすい病態や身体的な特徴を観察し，その治療を考察してきたのである．

2) 漢方薬の構造

「漢方薬」は複数の「生薬」で構成されている．

a. 生薬

・生薬は，植物由来のもの，動物，鉱物由来のものがあり，多成分である．

・生薬は，薬性（薬の性質）を持っている．自覚症状を改善させる観点から下記のように分けている[2]．

①寒・熱：冷やすか温めるか（冷やす…石膏　　温める…附子，乾姜）
②乾・潤：乾かすか潤すか　　（乾かす…麻黄　　潤す…地黄，麦門冬）
③補・瀉：補うか排出するか（補う…人参　　排出する…大黄）
④収・散：収めるか散らすか（収める…五味子　散らす…辛夷）
⑤升・降：上げるか下げるか（上げる…升麻　　下げる…芒硝）

これらは，生薬の薬性を大まかに捉えたもので，ひとつの生薬はひとつの作用だけでなく複数の作用をもっていることが多い．

b. 漢方薬

漢方薬は複数の生薬が組み合わされた複合剤である．

生薬を併用することにより，効果を増強し，副作用を軽減できて，複数の愁訴・病態に対応することができる．長い歴史のなかで，最も効果があり，副作用が出にくい配合比率が検証されてきた．現在，使われている漢方薬の生薬を組み合わせや配合量は，ヒトで検証に検証を重ねた上で，で

第2部 総論

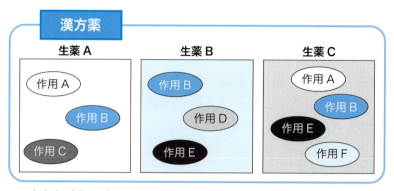

・相加相乗作用があって副作用が少ない組み合わせ
・長い歴史のなかで検証

図1 漢方薬

きあがったものである(図1).

現在，日本で保険適応になっている医療用漢方製剤は，148種類程であるが，すべてが個々に独立した生薬構成というわけではない．基本処方となる処方がいくつかあり，その基本処方にバリエーションを加えた処方(加減方)が多い．

たとえば，補腎剤で有名な八味地黄丸をベースにして，桂皮・附子(温める生薬)を抜いたのが六味丸である．八味地黄丸に牛膝，車前子(利水作用がある生薬)を加えたのが，牛車腎気丸である(図2).

3)「漢方薬治療」が有効な痛み

現代医療の臨床の現場では，西洋医学が中心であるが，そのなかで漢方治療に適した痛みを見極める必要がある．漢方治療が有用な痛みは，a. 冷えが関係する痛み，b. 心因性の要素が強い痛み，c. 月経や更年期障害に伴って起こる痛み，d. 不定愁訴を伴う痛み，e. 西洋薬の副作用が出現しやすい症例の痛み，f. 加齢に伴って起こる痛み，g. 西洋医学的な診断や治療に難渋する痛み などがある.

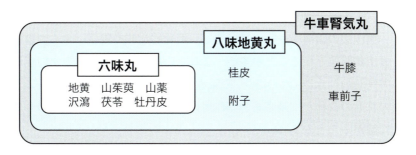

図2 漢方薬の加減方

a. 冷えが関連する痛み

冷え症や冷えで増悪する痛みに対応できるのは,漢方治療の大きな利点である.実際に,「温める」漢方薬の投与だけで軽減する痛みも多い.

b. 心因性の要素が強い痛み

精神的ストレスが痛みの発症の原因や増悪因子となる考え方は,西洋医学も漢方医学も同じである.痛みのほかに,精神症状を認めたり,食欲低下,胃腸障害,便通障害などの消化器症状を訴える多愁訴の症例は漢方薬が適していることが多い.

c. 月経や更年期障害に伴って起こる痛み

月経前症候群や更年期障害などにみられるホルモンバランスの変化は,気血水のバランスを大きく変化させる.気血水のバランスの変化は,痛みの発症因子や増悪因子になる.

d. 不定愁訴を伴う痛み

西洋医学的に不定愁訴でも,漢方医学的にはそれぞれの愁訴に繋がりがあり,"痛みを起こしやすい状態"であることがしばしばある.

第2部　総論

e. 鎮痛剤の副作用が出現しやすい症例の痛み

　西洋薬の鎮痛薬や鎮痛補助薬は，消化器症状や眠気，ふらつきなどの副作用が問題となることが多い．これらの副作用が出現しやすい症例は，漢方医学的に水滞（水の滞り）や気虚（気の不足）があることが多い．これらの状態の改善が，鎮痛薬の副作用の予防だけでなく，痛みそのものの改善に繋がることがある．

f. 加齢に伴って起こる痛み

　加齢とともに体力が低下し，体が冷えやすくなり，皮膚の乾燥や下肢の浮腫をきたすなど水分代謝が悪くなる．このような状態（腎虚証）で発症した腰痛や下肢痛に対して，よく用いられるのは，牛車腎気丸である．牛車腎気丸は，温熱作用，滋養作用，水分調整作用を持ち，老化が引き起こす状態を中庸（過不足なくバランスのよい状態）に近づけることで，腰痛や下肢痛を改善させる（図6参照）．

g. 現代医学的に原因不明とされた痛み

　現代医学的では診断できず，原因不明とされた痛みでも，漢方医学的には病因が明らかなことがある．漢方医学的な診察所見の情報が，現代医学的な診断の一助となることもある．慢性疼痛は，心理社会的な要因など病態が複雑化し，様々な病名が包括される病態となる．こうした病態においても，漢方医学的なアプローチによって症状や症候の繋がりを診て，治療に結び付けられる可能性がある．また，漢方薬の複数の症状や症候を改善する特性も，慢性疼痛に適していると考えられる．漢方医学では，慢性疼痛も自然な流れで特別視することなく治療することができるのである．

2. 漢方医学特有の概念・評価尺度

　それでは漢方医学では，どのような尺度で評価するのだろうか？
　漢方医学には漢方特有の概念や評価尺度がある．以下に解説する．

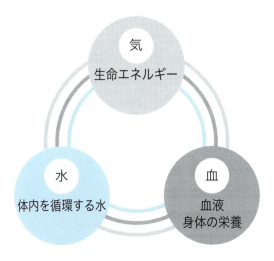

図3 気血水（生体を維持する3要素）

1）特有の考え方（概念）
a. 気・血・水

　中庸（バランスのよい状態）からの逸脱は，「気」「血」「水」という東洋医学独特の概念で判断している（図3）．

　「気」は，東洋医学に特徴的な概念で，"生命の根源となるエネルギー"と表現される．気には，親から受ける"先天の気"と食料などから摂取して得る"後天の気"がある．作用は，臓器組織の生理機能を推進する，身体を温める，体表を保護して外邪の侵入を防衛する，飲食物の異化同化作用などで，身体のなかで非常に重要な役割をしている．

　「血」の作用は，脈管のなかを巡って各臓器や組織に栄養を供給し，潤すことである．

　「水（津液）」は，体内の正常な水液の総称で全身を潤す役割がある．皮膚や粘膜，内臓，脳髄を潤し，関節を滑らかに動かす役目をしている[1,3]．

　痛みを考える東洋医学の原則として，「不通則痛，通則不痛」（通じざれば即ち痛み，通ずれば即ち痛まず）という理論があり，痛みは，「気」「血」「水」の流れが停滞することによって身体の様々な部位に発生すると考え

第2部　総論

られている.「気」「血」「水」は,それぞれ単独ではなく,互いに影響をし合っている.「血」の変調や「水」の変調が起これば,少なからず,「気」の変調が生じる.痛みが生じる病態では,様々な形で「気」の変調が起こりうると考えられている.そして,「気」・「血」は「経絡」を巡り,臓腑(臓器組織)を繋げている.「気・血・水」,「経絡」,「臓腑」の関係を考え合わせると,一見バラバラに見える症状や身体所見が実は繋がりを持っていて,意味があって出現していることに気付くことが多い.

b. 五臓

病因から病態を考えるためには,五臓の働きを知る必要がある.現代医学は内臓を解剖学的に認識しているが,漢方医学は,五臓を機能的に認識

表1　現代医学の内臓と漢方医学の五臓の共通点・相違点

五臓	共通点	相違点
心	• 血液を全身に送る （血脈ヲ主ル）	• 精神活動を支配する （心ハ君主ノ官）
肝	• 胆汁を排泄し,解毒する （疏泄作用） • 血液を貯蔵し,供給を調整する （血ヲ蔵ス）	• 感情を調節する （肝ハ将軍ノ官） • 全身の臓腑の働きを円滑にする （疏泄作用）
脾		• 飲食物の消化吸収を行う （脾ハ後天ノ本）
肺	• 呼吸作用を行う （肺ハ気ヲ主ル）	• 水分代謝を調整する （肺ハ水道ヲ通調スル） • 皮膚からの外邪の侵入を防ぐ （肺ハ皮毛ヲ主ル）
腎	• 水分代謝を支配する中枢である （水ノ下源）	• 成長・発育・生殖などの人の一生の過程を支配する （腎ハ先天の本） • 人の生命力の根本である （腎ハ精を蔵ス）

134

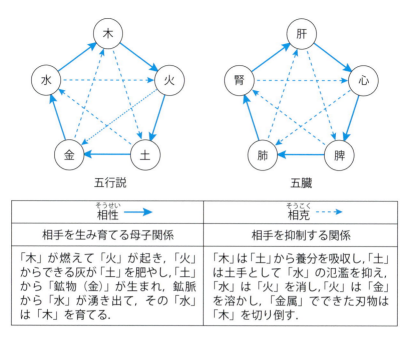

図4 五行説と五臓

している．五臓は，痛みの部位や，その治療方法（どの経絡や生薬を使って治療するか）に大きくかかわってくる．現代医学の内臓と漢方医学の五臓の機能について表1に示す．現代医学の臓器とは共通点と相違点がある．

陰陽五行説では，これらの五臓の生理的な作用の関係を，相性関係・相克関係で表している（図4）．

(1)「心」の働き

①精神活動を支配する．（心ハ君主ノ官）
・大脳皮質が支配する精神活動，思考活動．人間の高度の精神活動は心が支配していると考えられる．

②血管を通じて血液を全身に循環させる＝心臓の作用．（血脈ヲ主ル）

第2部　総論

(2)「肝」の働き

①疏泄作用

・全身の臓腑や器官の機能を円滑にする.

・胆汁を排出し,解毒を主る.

・感情をコントロールする.

②血を蔵す

・血液を貯蔵し,供給を調整する.(血ヲ蔵ス)

③謀慮を主る

・知恵やはかりごとを生む.(肝ハ将軍ノ官)

④筋を主る

・筋肉や腱を栄養し,運動を支配する.

(3)「脾」の働き

①飲食物の消化吸収を行う.(脾ハ後天ノ本)

・脾は後天の本と言われ,成長,発育,その他生命を維持するために必
　要な一切の物質は脾から供給される.

②水分の吸収を行う.

③血が血管外に漏出するのを防ぐ.

(4)「肺」の働き

①呼吸作用を行う.(肺ハ気ヲ主ル)

②"気"と"血"の生成の場である.

③水分を全身に配布する.(水ノ上源)

・全身の皮膚,臓腑,その他の組織に必要な水分を配布する.

(5)「腎」の働き

①生殖・成長・発育などの人の一生の過程を支配する.(腎ハ先天ノ本)

②人の陰陽の基本,生命力の根本である.(腎ハ精ヲ蔵ス)

・生まれながらの生命力の基礎である腎精を貯蔵する.

③水分代謝の中心＝現代医学の腎臓．（水ノ下源）

> **ポイント！　現代医学との違いから覚える**
> ①「心」と「肝」は，精神や感情のコントロールも担っている．
> ②「脾」は，消化・吸収全般を担っている．
> ③「腎」は，水分調節機能以外に，生命エネルギーの貯蔵や，成長，発育，生殖，後に老化にもかかわっている．

c. 病因

　漢方医学において，「病気」とは"中庸が乱されている状態"である．人体には，内外から"中庸"を乱そうとする（正常性を破綻させるようとする）力や要因が働いており，これらを"病邪"（病因）と呼んでいる．

　痛みを含めた様々な病の病因は，外因，内因，不外内因の三因に分類される．近年では，これらの三因のほかに，"血"や"水"などの生理的な物質がその代謝過程において病的に変化した，"瘀血"や"痰飲"などの病理産物も新たな疾病の原因になるとされている．また，現代における病態を考えるにあたって必要となる「内性五邪」についても含めて，病因の分類を表2に示す．漢方医学で考える病因の大きな特徴は，症状や症候に基づいて病因を推測し，症状や症候を改善する治療を行っていることである．

（1）外因（環境が要因となる外からの侵襲）

　外因には，風邪・寒邪・暑邪・湿邪・燥邪・火邪（六淫の邪）がある．厳しい自然環境や気候の急激な変化などにより，これらが発生する．中でも，風邪・寒邪・湿邪は，痛みと関連することが多い．

（2）内因（内傷七情）

　内因とは，喜・怒・憂・思・恐・驚・悲の7種類の感情（七情）の失調を指す．これらは，五臓の「心」・「肝」・「脾」・「肺」・「腎」と深くかかわ

第2部　総論

表2　痛みの病因・病態

外因	六淫	風邪　寒邪　暑邪 湿邪　燥邪　火邪	外からの侵襲 厳しい自然環境 気候の急激な変化 病原体
内因	七情	喜　怒　憂　思　悲　恐　驚	激しい感情によるもの 慢性的な精神的ショック 急激な激しい精神的ショック
不外内因		飲食の不摂生，創傷，遺伝的なもの	内因・外因以外のもの
その他	内性五邪	内風・内寒・内熱 内湿・内燥	気血や臓腑の失調 胃腸虚弱・老化→内寒（陽虚） 疾患の慢性化→津液虚から内熱(虚熱)
	病理産物	瘀血 痰飲（"水"の病理産物）	生理的な物質が病的な物質に変化したもの

り，強い怒りや悲しみなどの感情の種類によって，症状が現れる部位が変わる．七情は，生理的な範囲であれば問題はないが，強い精神的衝撃や長期にわたる精神的ストレスは，気血や臓腑の失調を引き起こす．反対に五臓にトラブルが発生すると，感情（七情）にも変化が起こる．五臓では，「心」や「肝」の異常を引き起こしやすい．急激な感情の変化は「心」に影響を及ぼし，動悸・失神・精神異常・不眠などが生じる．また，長期にわたる七情の失調は，「肝」の疏泄作用に影響を及ぼし，イライラ，抑うつなどを出現させる（肝気鬱結）．

（3）不外内因

前述の内因，外因以外のもので，食の不摂生，過度の労働，房事不節，外傷，寄生虫などをいう．

（4）その他

①病理産物

「血」や「水」などの生理的な物質がその代謝過程において，病的に変化した「瘀血」や「痰飲」などの物質（病理産物）も，疾病の原因になる．

②内性五邪

　生体内の気血水の異常や臓腑の経絡の異常によって，外因（風邪・寒邪・暑邪・湿邪・燥邪・火邪（熱邪））の侵襲を受けた状態に類似した病態が生体内に生じる．

2）特有の評価尺度（八綱弁証）

a. 表裏

　表裏は，患部の位置や病状の重症度を表す概念である．

　　表：患部の位置は表面，あるいは，病状は軽症．

　　裏：患部の位置は深部（内部），病状は重症．

b. 陰陽

　物事を2別するときに総称．漢方医学では下記のように表現される．

　　陽：人体の生理機能

　　陰：人体の物質的側面（肉体）

　　（例）陽気：温める気　⇔　陰気：潤す気

　　陽虚（陽が不足）：冷え　⇔　陰虚（陰の不足）：水の不足

　　陽証：活動性で熱性の反応を示す状態　⇔　陰証：非活動性で寒性の
　　　　　反応を示す状態

c. 虚実

　　虚："不足している状態"．

　　　　正気が不足し，抵抗力が減弱し生理的機能が減退した状態

　　実："過剰である状態"．

　　　　脈・腹力など充実し，顔色がよく，声に力がある状態

d. 寒熱

　　寒：機能衰退，退行，萎縮などの症状．

　　　　手足が冷える，尿量が多く色が薄い，月経周期の延長，経血量が

第2部 総論

　　少ない．
　熱：機能亢進，炎症，興奮などの症状
　　　手足のほてり，尿量が少なく色が濃い，月経周期が短い，経血量が多い．熱には実熱と虚熱がある．

3. 診断

1)「病名診断」ではなく「状態診断」

　漢方医学の包括的な診断で，病態診断する．

　漢方医学は，現代医学と比べて「診断」の目的が異なっている．現代医学の診断は「病名」を決定するためもので，「病名」が診断されてから「治療方法」が決定される．一方，漢方医学では，直接的に「症状や症候の治療方法」を決定するために"状態"を診断する．治療前に必ずしも病名が決定されていなくてもよい．つまり，漢方医学では，疾患を診断して治療するのではなく，症状や症候を改善させる治療（漢方薬）を決定するために，状態（複数の症状や症候）を診断している．ターゲットにしているのは，症状や症候の改善である．そして，状態（複数の症状や症候）と複数の作用を持つ漢方薬を当てはめて治療する（図5）．

　国際疼痛学会（IASP）では「痛みとは，組織の実質的または潜在的な障

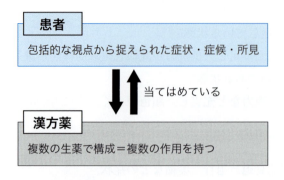

図5　漢方治療とは

害に結びつくか，このような障害をあらわす言葉を使って述べられる不快な感覚・情動体験である」と定義されている[2]．「痛み」はその特性から，画像診断や検査所見などの現代医学的な評価でとらえにくいものである．また，「痛み」が慢性化すると，病態を複雑化し，多面的な側面を持つことが多い．

漢方医学は，患者の包括的な状態をみており，様々な要因が関与することを前提とした医学であり，こうした特性は，「痛み」の治療に適していると考えられる．難治性の疼痛に対する集学的な診療の考え方が，漢方医学には，本来備わっているのである．

2) 目指すところは"中庸"（過不足がなく調和がとれている）

漢方治療は，「過不足なく調和がとれている」である「中庸」を目指すことを治療目標としている．漢方医学の診療場面においては，「痛み」そのものだけではなく，中庸から逸脱している複数の症状に着目した「状態」を診断し，複数の作用を持つ漢方薬で「中庸」を目指して痛みを緩和する（図6）．

たとえば，冷え性で，寒冷で悪化する痛みには，「温める」漢方薬を投与して，身体を「中庸」（調和が取れた状態）に近づけることで痛みを緩和

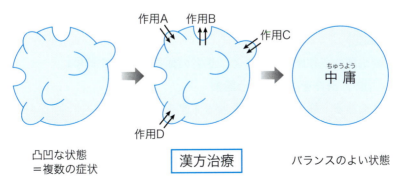

図6　目指すところは"中庸"

第2部 総論

させる[5]. それでは,「中庸」から逸脱しているのは, "何が", "どれくらい" なのかを診ているのが, 漢方医学の診察法:四診である. そして, 逸脱したものの繋がりは, 解剖生理学にあたる五臓の機能で考えている.

3) 状態の診断

痛みをもたらす状態の診断は, a. 漢方医学的な診察, b. 痛みの "増悪因子"・"軽減因子" を考える, c. 特に "冷え" が絡んだ痛みに着目する, d. 古典を紐解く など様々な方法がある.

a. 漢方医学的な診察

四診と呼ばれる診察方法で, 評価する. 四診は, 望診, 聞診, 問診, 切診の4つで構成される. 現代医学でも問診はあるが, 漢方医学の問診は, 局所にとどまらず, 全身の情報を詳しく聞いていく.

〈望診〉視覚を用いた診察

顔色, 舌・皮膚の状態, 動作を観察すること.「舌診」は, 望診のひとつである.

　　　　例:歯圧痕…「水」の滞り(水滞)

　　　　　　舌下静脈の怒張, 瘀斑…「血」の滞り(瘀血)

〈聞診〉聴覚と嗅覚を用いた診察

患者が発する音(声, 咳), においを観察すること.

　　　　例:声は小さい…「気」の不足(気虚)

〈問診〉

現病歴や既往歴だけでなく, 患者の体質傾向を聞き出す.

〈切診〉身体を触れて行う診察

脈を診る「脈診」や腹部を診る「腹診」が含まれる.

こうした診察は, 現代医学でも行うものもあるが, 漢方医学では, 包括的に詳細に問診する. また, 漢方医学で特に重要視される所見も多い.

　　　　例:胸脇苦満…「気」の滞り(気滞)

142

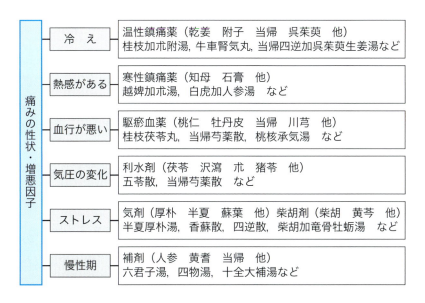

図7 痛みの性状・増悪因子と 漢方薬（生薬）
（花輪壽彦：漢方診療のレッスン，金原出版，1995 [5] を参考に作成）

現代医学で原因不明とされた痛みでも，四診（漢方医学の身体症状や症候から情報を得る診断学）でみると，有用な情報が得られることがある．

b. "増悪因子"と"軽減因子"から考える

西洋医学の診療と同様に，痛みの増悪因子や軽減因子を問診することは有用である．痛みを軽減させたり増悪させたりする方向が明らかな場合は，漢方薬が選択しやすくなる．

　例：冷えると痛みが増悪する．（温めるとよくなる）
　　　　…附子剤など体を温める漢方薬を投与する（図7）[5]．

c. "冷え"が絡んだ痛み

"冷え"が関連する痛みは，漢方治療が有用であることが多い．冷えには

第2部　総　論

以下に示す様々なタイプがある.

（1）冷え症

冷える場所により温め方を考える[6]

手の甲・足の甲の冷え：“附子”を含む漢方薬（桂枝加朮附湯，牛車腎気丸など）

腹部の冷え：“乾姜”を含む漢方薬（人参湯，苓姜朮甘湯，大建中湯など）

（2）冷えが増悪因子：寒冷刺激で痛みがひどくなる

季節に合わせて（寒い時期には）“附子”, “乾姜”を含む漢方薬を使い分ける.

（3）“むくみ”がある

“むくみ”は，言わば，体に水を覆っているようなもので，“冷え”の原因になる. このようなタイプは，単に温める薬ではなく，利水作用（むくみを改善させる）を持つ漢方薬を併用する.

処方）五苓散，桂枝加朮附湯，真武湯など

（4）精神的な緊張による冷え

自律神経の失調により起こる“冷え”（気滞や気虚による冷え）は，慢性期の痛みによくみられ，気の流れを改善する漢方薬を投与する.

処方）大柴胡湯，四逆散，加味逍遙散など

（5）加齢による冷え（腎陽虚）

漢方医学での老化の概念を，「腎虚」に用いられる代表的な漢方薬である八味地黄丸の構成生薬から考えると，その病態は，“水の調整障害”と“冷え”である. 高齢者には基本的に“冷え”があることを念頭におく.

処方）八味地黄丸，牛車腎気丸

d．古典を紐解く

古典を紐解くことは，我々が治療に難渋した際に，過去の文献を検索して治療方法を模索することと同じである. 漢方薬は，長い歴史のなかで行われた臨床治験により作り上げられた処方である. 古典に書かれた治療記録を紐解くことは，いわば数千年分の過去の文献を検索するようなもの

で，そこには多くのヒントが隠されている．

　以上のことから，"痛みをもたらしている病態"が明らかになれば，次は，漢方薬のひとつひとつが，気血水や寒熱をどの方向に動かす薬なのか，たとえば，温めるのか，冷やすのか，むくみを取るのかなどを考えて，病態に当てはまる薬を選択する．

4）痛みを引き起こす8つの状態を考える（痛みを引き起こすタイプ分類）

　"痛みが起こりやすい状態"は8つに分類される．「通じざれば即ち痛む」の原則から"「気」・「血」・「水」の停滞・不足"の6病態と，"「寒」・「熱」の病態"の2病態を合わせた8病態である（図8）．

　「気・血・水」の停滞・不足の代表的な症状と所見を表3に示す[1,3]．

6病態：「気・血・水」の停滞・不足
　通じざれば即ち痛む

	停　滞	不　足
気	①気滞	②気虚
血	③瘀血	④血虚
水	⑤水滞	⑥陰虚

＊慢性化すると"不足（栄養不足）"の要素が加わる
＊痛みでは"血虚"の要素が特に重要

2病態：「寒熱」

	⑦冷え	⑧熱

色字：腎虚

図8　痛みが起こりやすい8病態

145

第2部　総　論

表3　気血水の異常―代表的な症状と所見

		停　滞		不　足
気		〈気滞〉		〈気虚〉
	症状	精神不安，神経質，イライラする 腹部膨満，咽頭違和感	症状	疲労感，すぐ眠くなる，食欲不振 カゼを引きやすい（易感染性）
	四診	腹：胸脇苦満	四診	目に力がない，声が小さい， 脈：軟弱，腹部軟弱
血		〈瘀血〉		〈血虚〉
	症状	顔色がどす黒い，のぼせ，月経異常，便秘	症状	顔色が悪い，皮膚につやがない，筋肉の痙攣，爪の変形，貧血傾向
	四診	舌：色調の暗赤化・舌下静脈の怒張，下腹部の圧痛，毛細血管拡張（細絡）	四診	脈：沈細
水		〈水滞〉		〈陰虚〉
	症状	むくみ，浮腫，めまい	症状	口渇，火照り
	四診	舌：歯圧痕，脈：滑脈，浮腫	四診	皮膚の乾燥，口腔内乾燥 舌：紅・無苔，脈：細数

（文献1，3を参考に作成）

a．気の異常

〈病態1〉気の停滞（気滞）タイプ ― "ストレス"

気の流れが滞っている状態．

精神的ストレスで肝に気滞が生じたもを "肝気鬱結" と呼んでいる．

［四診］痛み，精神不安，神経質，イライラ，腹部膨満

〈病態2〉気の不足（気虚）タイプ ― "倦怠感"

全体的あるいは局所的に気が不足している状態．

エネルギー不足．

［四診］身体がだるい，疲れやすい，すぐに眠くなる，気力がない，
　食欲不振，すぐに腹いっぱいになる，下痢しやすい

かぜを引きやすい

望診：目に力がない，声が小さい，舌は湿って腫れぼったい

切診：脈は軟弱，腹部軟弱，臍動悸や臍下不仁がある

b. 血の異常

血および血によりもたらされる栄養分の異常である．

〈病態3〉瘀血（血の停滞）タイプ

全身性に血流が滞るか，局所の血液が停滞することによって生じる状態．

[四診] 皮膚・粘膜の暗（紫）赤色化（どす黒い），静脈怒張や蛇行（血絡），毛細血管拡張（細絡），月経周期が短く経血量が多い．

舌診：舌下静脈の怒張

腹診：下腹部の抵抗と圧痛，瘀血の圧痛点

〈病態4〉血虚（血の不足）タイプ —"栄養不足""慢性化"

血が十分に供給されず栄養不足になり，組織の損傷が生じている状態脾胃の障害（水穀の精微が十分に吸収されない）状態，瘀血が長く続くと血虚になる．

[四診] 顔色が悪い，皮膚が乾燥している（皮膚枯燥），脱毛，爪の変形，手足の赤切れ，集中力の低下，耳鳴り，筋肉の痙攣やこむら返り，月経周期が長く経血量が少ない

舌診：舌は淡白色で萎縮性，表面の裂紋（舌苔の割れ目）

c. 水の異常

水（津液）は，体内のすべての正常な水分の総称．

〈病態5〉水滞（水の滞り）タイプ —"むくみ"

体内での水分の偏在．

147

第 2 部 総 論

高齢者にみられる皮膚の乾燥と浮腫がよい例.

治療は五苓散などの利水剤（水の偏在を正す薬）を使う.

［四診］めまい，耳鳴り，頭痛，肩こり，関節の痛み，むくみ，浮腫

　　腹診：胃部振水音（胃内停水）

〈病態6〉陰虚（水の不足）タイプ ― "乾燥"

水の不足により起こる状態.

［四診］口渇，多飲，煩燥，脱水，乏尿

　　舌診：紅色，無苔

　　脈診：細数

d. 寒熱の異常

〈病態7〉冷えが関連するタイプ

冷え症や寒冷により症状が増悪する状態.

機能衰退，退行，萎縮が関係していることが多い.

［四診］手足が冷える，尿量が多く色が薄い

〈病態8〉熱が関連するタイプ

全身や局所の熱症状を伴っている状態.

機能亢進，炎症，興奮が関係していることが多い.

［四診］手足のほてり，尿量が少なく色が濃い

"実熱"と"虚熱"がある.
- "実熱"は，体内の熱が過剰になった状態.
- "虚熱"は，津液（水分）が消耗することにより，相対的に熱症状が出ている状態.

　これらは，単一で存在することは少ない.「気」と「血」の滞り（気滞＋瘀血）が同時に存在したり，「水」の滞り（水滞）と冷えが同時に存在する

など，複合した病態となっていることが多い．

「気」・「血」・「水」のバランス異常は，痛みの病期によっても陥りやすい病態が異なる．急性期から亜急性期は，"停滞"の要素［気の停滞（気滞），血の停滞（瘀血），水の停滞（水滞）］が強いが，慢性化すると"不足"（栄養不足）の要素（気虚，血虚，陰虚）も影響するようになる．

文献

1) 神戸中医学研究会：気・血・津液・精・神の相互関係，臓腑，五行学説．基礎中医学，燎原書店，1999：p.12-28, 29-71, 161-171
2) 浅岡俊之：漢方薬の基礎を理解するための基本事項．Dr浅岡の本当にわかる漢方薬，羊土社，2014：p.16-32
3) 高山宏世：気，血，水（津液）．弁証図解　漢方の基礎と臨床＜症状・病名と常用処方＞，第4版，泰晋堂，日本漢方振興会漢方三考塾;，2005：p.16-23
4) 平馬直樹，浅川　要，辰巳　洋：蔵象学説総論，肝の不調，心の不調，脾の不調．東洋医学の教科書，ナツメ出版，2014：p.64-71
5) 花輪壽彦：漢方診療のレッスン，金原出版，1995
6) 江部洋一郎：経方医学1　傷寒・金匱」の理論と処方解説，東洋学術出版社，2009

付 録
痛みに対する漢方薬
〜使い方のヒント〜

付録　痛みに対する漢方薬〜使い方のヒント〜

あ

●安中散は空腹時の腹痛に用いる．多忙時に強くなるなどというストレスの関与がある場合は四逆散や加味逍遙散を併用する．

●温清飲は熱証の神経痛や痒みに用いる．帯状疱疹後神経痛で急性期から亜急性期，慢性期に移行してもなお熱証が去らないタイプに用いる．

●乙字湯は痔核の痛みに適応するが，肛門を含めた会陰部全般の痛みに応用できる．直腸手術後の旧肛門痛，手術後の膣痛，肛門痛などに柴胡剤と併用して用いると効果的である．乙字湯には下のものを上方に引き上げる「昇堤」作用がある．痛みに付随して腹部内臓器の下降感があることが適応にヒントになる．昇堤の効果が弱いときは，補中益気湯を併用する．

●黄連解毒湯は体の内部の熱を取るようなイメージで用いる．帯状疱疹の急性期でも実熱証で後根神経節での炎症が強いことが推察されるような症例には，越婢加朮湯とともに用いるようにしている．三叉神経痛で高血圧を合併しているような症例で，抑肝散と併用するとよいことがある．

152

か

●葛根加朮附湯は主に上半身の関節痛，神経痛に四物湯とともに用いることが多い．特に頚椎症に関連する根性痛，筋肉痛，大後頭神経三叉神経症候群に駆瘀血剤や補血剤と併用すると効果的である．腹証における葛根湯の圧痛点は疼痛性疾患でも出現し，この方剤を適用する手がかりとなる．[▶ 動画：葛根湯の圧痛点]

●加味帰脾湯は「食べられない，眠られない」を第一目標にする．近親者や大事なペットの死亡などという，心身ともに消耗する辛い体験を機にそのような状態に陥ることが多い．打ってもいないのに青あざができる，というような原因不明の内出血の所見も参考になる．

●加味逍遙散は，訴えが多岐にわたり，収拾がつかないような症例に用いて効果をみることが多いが，寡黙であっても実は内に心的ストレスを潜在させていることもあるので，注意が必要である．ある程度の効果を患者自身が感じているのに，「あまり変わらない」「まだ痛い」などと否定的な発言が先に来る特徴がある．診察を受けるときに診察者と斜めに対峙したり，「治せるものなら治してみろ」といった感じの態度などでおおよその見当がつくが，舌の所見が傍証的に参考になる．鋭い呈示と舌尖部の赤みは加味逍遙散に特徴的である．しかし，この舌の所見は抑肝散や四逆散の場合と同じく，必ずしもそうでないこともあることは常に念頭に置くべきである．[▶ 動画：加味逍遙散の舌]

●甘麦大棗湯はコントロールできなくなった感情，気分の暴走的な状態に用いる．ヒステリックな状態といってもよい．特徴的な訴えとして，腋窩の異物感，痛みがある．また，眠たくもないのに欠伸が出るということもある．長引く痛みで，訴えが執拗な場合，腋窩の異物感

153

付録　痛みに対する漢方薬～使い方のヒント～

や欠伸の有無を確かめるべきである．

●桂枝加芍薬湯は腸管の攣縮による痛みに用いるが，生理に関連する腹痛に対して，生理開始の1週間ほど前から五苓散と併用しておくと，生理時の腹痛が軽減することが多い．

●桂枝加芍薬知母湯はリウマチ性関節炎の活動期が過ぎてなお熱感があり，越婢加朮湯を使うほどの激しい関節炎でないときに用いる．リウマチ性でなくとも諸関節痛で若干熱が残存すると感じられるときに用いるとよい．

●桂枝加朮附湯は冷えによって増悪する関節痛，神経痛一般に用いて効果があるが，非リウマチ性関節炎で熱感を伴わないようなタイプのものに加味逍遙散と併用して使うと効果的である．また，帯状疱疹後疼痛や帯状疱疹後神経痛で熱証期が過ぎて寒証になったものに，四物湯と併用すると有効である．

●桂枝加竜骨牡蛎湯は不眠や浅眠を訴えることが多いが，そのなかでも，夢が性的であったり，恐ろしい内容であったりする．具体的な内容の夢はこの方剤には少ない．

●桂枝人参湯は食欲不振，胃のもたれ感，下痢などの消化器症状に加えて頭痛がするような場合に用いるが，元来冷え性の人によく使用する．

●桂枝茯苓丸・桂枝茯苓丸加薏苡仁は痛み・しびれの漢方治療において応用範囲は極めて広い．瘀血が絡むと思われる痛み・しびれ一般に使用してよい．体力の強弱については極めて虚証でなければ使用して差し支えない．末梢循環の改善効果が薬効であるが，静脈系に対する効

154

果が強い．両者の使い分けは，水毒症の傾向の有無で，たとえば膝関節痛で瘀血証が明らかな場合は防已黄耆湯に加えて桂枝茯苓丸加薏苡仁を併用するほうが効果的である．頚椎症の痛みには葛根加朮附湯，あるいは桂枝加葛根湯と併用する．瘀血証の背後に交感神経系の過緊張状態があるとみたときには四逆散や加味逍遙散などの疎肝解鬱剤と併用する．強い肩こりを訴える場合には大柴胡湯や大柴胡去大黄湯と併用すると効果は高い．桂枝茯苓丸と桂枝茯苓丸加薏苡仁の使い分けは，後者には利水の効能があること，皮膚がくすんでいることなどを参考にするとよい．膝痛や足関節痛に用いるときは桂枝茯苓丸加薏苡仁のほうが適している．

● 香蘇散は腹診して鳩尾の圧痛があれば効果を示す確率が高いが，認めなくても使用に問題はない．「胸脇部」の痛みに対して柴胡疎肝湯として四逆散や加味逍遙散と併用する．「胸脇部」は背部，腰横部，頚部あたりまで広く捉える．鎖骨の骨転移の痛みに柴胡疎肝湯が奏効したことが山田光胤の報告にある．（漢方処方応用の実際・南山堂）

● 五積散は胃腸が弱く，冷房や扇風機などの冷気，寒気にあたって増悪する腰痛，腰下肢痛に用いるとよい．

● 牛車腎気丸は八味地黄丸を用いるような症例で，下肢にむくみやむくみ感があるものに用いる．腰部脊柱管狭窄症に当帰芍薬散と併用することが多い．瘀血証が強ければ，桂枝茯苓丸・四物湯を併用する．また，糖尿病性末梢神経障害の下肢痛・しびれ・異常感覚にも以上のような併用を試みる．

● 呉茱萸湯は片頭痛に用いると鎮痛薬としても予防薬としても有用である．前兆として視野の狭窄などの眼症状があるタイプには特によく効く．片頭痛の誘発因子として，多忙や心配などの心理的ストレスがか

155

付録　痛みに対する漢方薬～使い方のヒント～

かわる場合には加味逍遙散や抑肝散などの疎肝解鬱剤と併用する必要
がある.

●五苓散は痛みやしびれの範囲では頭痛に使用することが多い. 二日酔
いの頭痛によいのは有名である. 台風や低気圧が近づくと頭痛がする
天気病みにもよいことがある. 三叉神経痛にも用いるが, いまひとつ
の時には柴胡桂枝湯や抑肝散を併用する. 生理痛の頭痛には生理が始
まる 7 日から 10 日前から服用させるとよい. 生理時の腹痛には桂枝
加芍薬湯と併せて, 同じように服用させる. 口渇感が使用目標とな
る.

さ

● 柴胡加竜骨牡蛎湯は不眠や悪夢を訴えることが多い．望診では患者は自分で自分を把握できていないような，自分のことをよく表現できないような印象を受ける．同じことを何度も繰り返したり，ひとつの考えや感覚に囚われてしまっているような感じである．柴胡加竜骨牡蛎湯や桂枝加竜骨牡蛎湯は中枢神経系の異常に起因する疼痛やしびれに効果を示すことがある．その際，寒証でも熱証でもないことが多いようである．

● 柴胡桂枝乾姜湯の使用目標は睡眠障害，下肢の冷え，口の渇き，腹部の動悸である．望診上，過度に悲しがっていたりする．

● 柴苓湯は浮腫を伴う関節痛で，それほど強い熱感はないが長引く頑固な症例に用いる．また，三叉神経痛で水滞傾向が強い症例に効果を示すことがある．

● 四逆散は交感神経系の過緊張による自律神経失調の症状を捉えて処方する．手掌が冷たく湿っていて，過敏性腸症候群様の症状，原因不明の咳・動悸・蕁麻疹，神経因性膀胱のような排尿異常など，どれかひとつのこともあるし，2つ以上が並存することもある．下痢をよくする，という消化器系の症状が圧倒的に多い．腹診上，胸脇苦満と腹直筋の緊張が著明に認められる，いわゆる「竹の字」であるが，昨今の患者は西洋薬で胃腸の障害を起こしており，心下痞や心下痞鞭が併存することが多い．［▶ 動画：四逆散の舌］

● 四物湯は急性痛にはまず使用しない．亜急性期から慢性期で，しびれや痒みを訴える場合，また帯状疱疹後神経痛のように神経の障害が明らかな場合に用いる．爪が割れやすかったり，毛髪が薄く抜けやすい

157

付録　痛みに対する漢方薬〜使い方のヒント〜

など，状態が全身的に血虚の様相でなくても使用する．帯状疱疹後神経痛の自発痛に対して，首から上の場合は葛根加朮附湯．首から下の場合は桂枝加朮附湯と併用するとよい．

●芍薬甘草湯は足の有痛生痙攣に多用されるが，漫然と使用してはならない．副作用（偽アルドステロン症）の問題もあるし，何より根本的に病態を改善する方剤ではないからである．たとえば夜間の足の引き攣りに対して，眠前に芍薬甘草湯を1回服用すれば，ほとんどの場合引き攣りは予防できる．しかし，それは引き攣りが起きる要因を解消しているわけではない．引き攣りの要因に瘀血があれば駆瘀血剤を，血虚があれば補血を，冷えがあれば温補剤を投与しながら，とりあえず芍薬甘草湯で予防していくというスタンスでなければ治療とは言えない．引き攣りの原因が改善されるにしたがって，引き攣りも消失していくのである．また，急性の腰痛で傍脊柱部の筋群に緊張が強い場合に，桂枝茯苓丸や治打撲一方と併用すると効果的である．

●十全大補湯は単独で痛みやしびれに使用する機会は少ない．疎経活血湯と併用して，台所に立っていると腰が痛くなって横になるといった心身の疲れが背後にあるような腰痛，腰下肢痛に用いる．

●清心蓮子飲は単独で痛みやしびれに使用する機会は少ない．膀胱刺激症状が強く，尿意頻数で昼も夜も悩まされているものに用いる．性格的には加味逍遙散タイプが多い．

●川芎茶調散は風邪のときの頭痛に限らず，頭痛一般に用いてよい．加味逍遙散タイプで，イライラしてくると頭痛がするという場合に，加味逍遙散と併用すると効果的である．

●疎経活血湯は主に腰椎症性神経根症に用いるが，瘀血証の場合は桂枝

茯苓丸と併用することが多い．いわゆるぎっくり腰には治打撲一方と
併用すると効果的である．飲酒癖で，夜間に増悪する左足の痛みとい
う口訣は参考にしてよいが，こだわる必要はない．

付録　痛みに対する漢方薬〜使い方のヒント〜

た

●大柴胡湯は上半身に鬱滞するものを強烈に下に降ろすイメージで用いる．肩こりや首こりに伴う痛みが頑固で「いつも肩に何かが載っているようだ」などと訴えるときに，桂枝茯苓丸などの駆瘀血剤とともに用いると卓効を示す．

●大防風湯は鶴膝風と言われる枯燥した膝関節の痛みに用いるとされるが，応用範囲は非常に広い．使用のポイントは「栄養不足の状態」で，筋肉や皮膚が萎縮している点に着目する．茯苓を含有する方剤と併用して，十味剉散の方意を模して使用すると，神経障害性疼痛に応用できる．実際には，大防風湯と桂枝茯苓丸の併用が多い．脊柱管狭窄症で痛みがなかなか取れず，しびれや筋力の低下が最後まで残るような症例や頑固な帯状疱疹後神経痛に用いると効果的である．

●竹筎温胆湯は風邪が長引いて夜間の咳と痰のために安眠できないようなものに用いるとされるが，生命の危機や非常に強い心理的なショックを受けたあとに，それが心理的な外傷となって痛みに関与している場合に有用である．患者自身はそのような体験が関与しているとは自覚していないので，過去の経験を注意して聞き出さなければならない．舌は白苔があり，中央後部が黄苔化していることがある．

●治打撲一方は外傷後の痛み一般に急性期から超慢性期まで幅広く用いることができる．病悩が長い場合は附子末や附子を含有する方剤を併用する．上肢，頚部，肩あたりの症例には葛根加朮附湯を，そのほかの部位には桂枝加朮附湯を併用することが多い．瘀血証が並存する場合は桂枝茯苓丸を併用する方が効果的である．腹証における治打撲一方の圧痛点は発症機序が不明ながら非常に有用で方剤選択の際の助けになる．臍の横，1から1.5横指の点を腹壁に指1本で垂直に軽く按

160

圧すると痛みを訴える．なんとなく痛いくらいの感覚も陽性ととる．右側に認めることが多い．治打撲一方の圧痛がない場合でも，外傷の既往の関与が疑われれば使用してよい．歯のインプラントや智歯抜歯の前に数日服用させておくと，術後の腫れが少ない．[▶ 動画：治打撲一方の圧痛点]

● 釣藤散は高血圧に伴う頭痛に効果的である．高齢者の早朝の頭痛に八味地黄丸と併用しておくとよい．

● 通導散は外傷後の痛みで治打撲一方を使っても解消しない頑固な症例で，便秘が強いときに用いる．下腹部全体の抵抗・圧痛といった瘀血所見があることが多い．

● 桃核承気湯は体力が充実しており，のぼせ傾向が強い人の便秘・腰痛・遷延する外傷後の痛みに用いる．便秘が解消したら，桂枝茯苓丸に替える．下腹部に抵抗や圧痛がみられるが，特徴的な所見として小腹急結（左腸骨窩を内側から外側へこするように按圧すると痛みを訴える）があるが，必ずしも認めるわけではない．

● 当帰湯は腹部膨満感があって，冷えると腹痛がし，同時に背部や胸部に痛みを生じるようなものに用いる．

● 当帰建中湯は虚証で生理が遅れがちで，生理時に腹痛がする場合に用いる．腹部は冷えている．痛みや冷えが強い場合は安中散を併用する．

● 当帰四逆加呉茱萸生姜湯は末梢循環不全で，動脈系の狭窄が強い症例に用いる．しもやけの既往や存在，四肢末端の赤黒い色調，冷え，腫れなども参考にする．冷えが絡むと思われる身体各所の痛みで，脈

161

付録　痛みに対する漢方薬〜使い方のヒント〜

が非常に細くて四肢末梢が冷えていることを目標に用いると数分で効
果をあらわすこともある．腱鞘炎やバネ指で水毒・瘀血を治療しても
効果が今ひとつのときに当帰四逆加呉茱萸生姜湯の使用は一手であ
る．しもやけの治療には桂枝茯苓丸を併用して静脈系の拡張を合わせ
て行うとより効果的である．

● 当帰芍薬散は水毒症タイプで，冷えによって増悪する腰痛や下肢痛に
用いることが多い．足が冷えてむくむと訴えるが，膝から下が冷えて
むくむという場合が多い．冷えが強い場合は附子末や桂枝加朮附湯を
併用する．

な

● 二朮湯は肩の痛みに用いるとされるが，上部消化管の機能を賦活化して，上半身の湿をさばく方意があるので，肩に限らず頚部，上肢の痛みに応用してよい．ただし，単方では効果が弱いので，桂枝茯苓丸などの駆瘀血剤，六君子湯や四君子湯などの脾胃剤と併用するのがよい．古い症例や冷えが関与する場合は附子剤を適宜併用する．

● 二陳湯は「痰飲」をさばく方剤で，痛みやしびれの治療に際して補助的に用いる．治療になかなか反応しないときに，治癒を邪魔する因子として「痰飲」の存在を忘れてはならない．舌にやや厚い苔がみられる場合，二陳湯を併用すると治療が進むことが多い．

● 女神散は加味逍遙散とも抑肝散とも違って，ひとつの症状に気が取られて，気になって仕方がない，という印象を受ける場合に用いる．

● 人参養栄湯は筋肉が痩せて，運動能力が低下しているようないわゆるフレイルに用いるとされるが，軽い咳を伴う場合がある．

付録　痛みに対する漢方薬〜使い方のヒント〜

は

- 麦門冬湯は単独で痛みやしびれに使用する機会は少ない．帯状疱疹後神経痛のアロディニアに対して，六味丸や八味地黄丸と併用する．

- 八味地黄丸は高齢者の腰下肢痛で足腰が冷え，顔色がポーッと赤く，歩き方がとぼとぼして歩幅が狭いことが目標となる．夜間頻尿も多い．高齢者で瘀血証の症例には八味地黄丸と桂枝茯苓丸を併用するとよい．アロディニアに対して，麦門冬湯と併用する場合には，以上のような八味地黄丸証にはこだわらない．

- 半夏厚朴湯は咽喉部の閉塞感，異物感に多用されるが，そういった症状は上部消化管の失調がベースにあって，胸部や頚部の組織の水分が下降しにくいために生じているという認識を持って使用しなければならない．喉の閉塞感則ち半夏厚朴湯，というのは間違いである．腹診をすると胃部は膨満し，按圧すると抵抗や不快感がある．舌は湿っており歯痕や胖舌を呈する．舌に乾燥傾向があるときに，咽喉部閉塞感に半夏厚朴湯を安直に使用すると症状を悪化させる．

- 半夏白朮天麻湯は胃腸障害で上半身の痰飲がさばけなくなって頭痛を呈するものに用いる．舌に厚い白苔を認め，頭を振るとき，顔を洗うときなどに激しい頭痛が起きる．ストレスが背後にあることが多く，四逆散や加味逍遙散と併用すると効果的である．

- 防已黄耆湯は膝関節に限らず，腰部，足部の関節の痛みで水湿証の症例に用いる．多くは汗かきである．体全体にブヨブヨとして締まりがない印象を受ける．痛む関節の寒熱をよく判別して，熱証であれば越婢加朮湯．寒証であれば桂枝加朮附湯や附子末を併用するとよい．また，瘀血証が並存することも多いので，桂枝茯苓丸加薏苡仁を併用す

164

る.

● 補中益気湯はまったく元気がないような印象を受ける者に使う. 食欲がない場合もあるが, よく食べる, ということもある. しかし食べはするが, 食後すぐにまた何かを食べたくなると言う. よく寝ているが, いつも眠い, 横になりたい, 目を開けていたくないなどと訴える. 特に食後の異様な眠気, 視線がはっきりせず, いわゆる目に力がない様子が補中益気湯の使用目標となる. 男性女性を問わず, 下腹部痛, 鼠径部痛, 性器痛で内臓の下降感を伴うような症例に駆瘀血剤などと用いることがある.

付録　痛みに対する漢方薬〜使い方のヒント〜

ま

●麻黄附子細辛湯は冷えて痛い痛み一般に奏効する．脈は沈んでいて触れにくい．痛む部位は冷たく，時に氷のように感じる．入浴するなど温補すると痛みが軽減することが特徴である．帯状疱疹関連痛では症急性期でも暖めると痛みが軽くなる場合には，麻黄附子細辛湯の適応になる．腰下肢痛で神経支配でいえば L5, S1 あたりの腰殿部から大腿外側部に痛みがあって，温補の効果がある場合には麻黄附子細辛湯と芍薬甘草湯の併用が効果的である．また，股関節部の痛みに駆瘀血剤と併用するとよいことがある．

●麻杏薏甘湯は冷えに曝されて，痛くなった関節痛に用いる．雨のなかスポーツをして濡れて身体が冷えて，全身の関節が痛くなったようなものに用いる．実証タイプのものによく用いる．また，仙腸関節痛に治打撲一方や桂枝茯苓丸と併用するとよいことがある．

●薏苡仁湯は比較的元気な人の諸関節痛に用いるが，じっとしていて痛むものではなく，曲げ伸ばしして，腱や関節胞が伸展されたときに痛むものによく効く．同じ動作を繰り返したために起きた関節痛に治打撲一方と併用すると奏効する．

や

●抑肝散は「多怒，不眠，性急」という和田東郭の三主徴が非常に参考
になるが，それ以外に筋肉の不随意運動（眼瞼のチックや身体各所の
筋肉のぴくつき），斜頸などにも応用できる．舌はほとんどの症例で
呈示不良で振戦をみる．眠りは浅いことが多く，知っている人物が出
てくるような現実的な夢をみる．子供の場合，脈診時に上腕が静止せ
ず，ピクピクと細かに動いていることもある．「言いたいけれども言
えないでいる」状況に置かれていて，黙って耐えている心象である．
発散できない怒りと言ってもよい．左に強い腹直筋の緊張と胸脇苦
満，心下部按圧時の不快感や痛みも参考になるが，必ずしも認めるわ
けではない．なお，三叉神経痛や舌咽神経痛，あるいは一部の神経障
害性疼痛に用いることがあるが，その際には必ずしも舌の呈示不良は
観察されない．[▶ 動画：抑肝散の舌]

●抑肝散加陳皮半夏は抑肝散の特徴に加えて，腹部動悸がよく触れると
いう腹診上の特徴がある．さらに，抑肝散が攻撃的な要素を秘めてい
るのに対して，抑圧されてしまって陰うつな印象である．

付録　痛みに対する漢方薬〜使い方のヒント〜

ら

●六君子湯は食欲不振を中心とした消化器症状に用いるが，ポイントは食べ始めてすぐに痞え感があって食べられなくなるところにある．元気のなさはあってもよいが，気力がなくなって消耗しているほどではない．肩関節の痛みに二朮湯が用いられるが，パワーアップさせる目的に六君子湯を加えるとよいことがある．

●竜胆瀉肝湯は間質性膀胱炎，慢性前立腺炎，会陰部痛などの下腹部の痛みで，熱感を伴うようなタイプのものに用いる．

●苓姜朮甘湯は腰下肢痛で腰殿部あたりに強い冷えを感じて，頻尿でしかも薄い尿がたくさん出るようなタイプに用いると効果的である．

●六味丸は単独で痛みやしびれに使用する機会は少ない．帯状疱疹後神経痛などで局所の皮膚が乾燥し，アロディニアを伴うような症例に麦門冬湯と併用して用いると効果的である．冷えが強い場合は六味丸を八味地黄丸に変える．しびれ感が強い場合は四物湯を加える．痒みが強い場合には当帰飲子を加える．

168

付 録
薬剤・エキス製剤一覧表

付録　薬剤・エキス製剤一覧

薬剤・エキス名	適応症
安中散　ツコオ 安中散料　クト	神経性胃炎，慢性胃炎，胃アトニー コ：胃腸病，胃炎，胃酸過多症，胃潰瘍による胃痛
温清飲　ツコクオト	月経不順，月経困難，血の道症，更年期障害，神経症 （適外）湿疹
越婢加朮湯　ツコ	腎炎，ネフローゼ，脚気の浮腫，湿疹 ツ：夜尿症，関節リウマチ （適外）熱感を伴う関節痛
黄連解毒湯　ツコクオサト	鼻出血，不眠症，ノイローゼ，胃炎，二日酔い，血の道症，めまい，動悸 ツコクオサ：高血圧，湿疹・皮膚炎，皮膚瘙痒症
乙字湯　ツコクオサ	痔核（イボ痔） ツクオ：キレ痔 コサ：脱肛，肛門出血 クオ：便秘 コ：痔疾の疼痛 サ：一般痔疾，女子陰部瘙痒症
葛根加朮附湯　サ	肩こり，肩甲部の神経痛，上半身の関節リウマチ
加味帰脾湯　ツクオト	貧血，不眠症，精神不安，神経症 （適外）特発性血小板減少
加味逍遙散　ツコオト 加味逍遙散料　ク	月経不順，更年期障害 ツクオト：冷え性，虚弱体質，月経困難，血の道症， コ：神経症，不眠症，胃神経症，胃アトニー症，胃下垂症，胃拡張症，便秘症，湿疹 （適外）月経前症候群
甘麦大棗湯　ツコオ	ツオ：夜泣き，ひきつけ コ：小児および婦人の神経症，不眠症
桂枝加芍薬湯　ツコクオト	しぶり腹，腹痛 （適外）過敏性腸症候群
桂枝加芍薬知母湯　クサ	神経痛，関節リウマチ
桂枝加朮附湯　ツコサ	神経痛 ツコ：関節痛 コサ：関節リウマチ コ：関節炎 サ：急性および慢性関節炎，偏頭痛
桂枝加苓朮附湯　クオ	関節痛，神経痛

（適外）＝適応外使用
薬剤エキス名欄の四角囲みカナは製薬会社を示す．カナのないものは各社共通の適応症
ツ：ツムラ，コ：コタロー，ク：クラシエ，オ：大杉，サ：三和，ト：東洋

薬剤・エキス名	適応症
桂枝加竜骨牡蛎湯 ツコク オ	小児夜尿症 ツコ：神経衰弱，陰萎 クオ：神経質，不眠症，小児夜泣き，眼精疲労 ツ：性的神経衰弱，遺精 コ：心悸亢進，性的ノイローゼ，夜驚症，脱毛症
桂枝人参湯 ツク	頭痛，動悸，慢性胃腸炎，胃アトニー
桂枝茯苓丸 ツ 桂枝茯苓丸料 コクオサト	打ち身（打撲症） ツコクオト：月経不順，更年期障害（頭痛，めまい，のぼせ，肩こりなど） コクオサト：しみ コクオト：月経異常，月経痛，血の道症，肩こり，めまい，頭重，しもやけ ツサ：子宮内膜炎，月経困難 ツ：子宮ならびに付属器炎症，帯下，冷え性，腹膜炎，痔疾患，睾丸炎 サ：子宮実質炎，卵巣炎，子宮周囲炎，月経過多，痔出血，湿疹，蕁麻疹，にきび，皮膚炎，凍傷，皮下出血
桂枝茯苓丸加薏苡仁 ツ	月経不順，血の道症，にきび，しみ，手足のあれ （適外）子宮筋腫
香蘇散 ツコ	ツ：胃腸虚弱で神経質の人の風邪の初期 コ：感冒，頭痛，蕁麻疹，神経衰弱，婦人更年期神経症，神経性月経困難症 （適外）軽度うつ症状，癌ノイローゼ
五積散 ツコ	腰痛 ツ：胃腸炎，神経痛，関節痛，月経痛，頭痛，冷え症，更年期障害，感冒 コ：胃炎，胃アトニー，胃下垂，坐骨神経痛，関節リウマチ，婦人科系機能障害，脚気
牛車腎気丸 ツ	下肢痛，腰痛，しびれ，老人のかすみ目，かゆみ，排尿困難，頻尿，むくみ （適外）夜間尿
呉茱萸湯 ツ	習慣性偏頭痛，習慣性頭痛，嘔吐，脚気衝心 （適外）嘔吐を伴う頭痛の初期・予防
五苓散 ツ 五苓散料 コクサト	ツコクト：暑気あたり ツコサ：ネフローゼ，急性胃腸カタル ツクト：頭痛 クト：水瀉性下痢，急性胃腸炎（しぶり腹のものには使用しない），むくみ ツ：浮腫，二日酔い，下痢，悪心，嘔吐，めまい，胃内停水，尿毒症，糖尿病など コ：小児・乳児の下痢，宿酔，黄疸，胃炎，膀胱カタル サ：吐き気

付録　薬剤・エキス製剤一覧

薬剤・エキス名	適応症
柴胡加竜骨牡蛎湯　[ツ][コ][ク][オ]	小児夜泣き症 [コ][ク][オ]：神経症 [ツ][コ]：高血圧症，動脈硬化症，慢性腎臓病，神経衰弱症，神経性心悸亢進症，てんかん，陰萎 [コ][ク]：不眠症，更年期神経症 [ク][オ]：高血圧の随伴症状（動悸，不安，不眠） [ツ]：ヒステリー [コ]：心臓衰弱 [オ]：更年期障害
柴胡桂枝乾姜湯　[ツ][コ]	不眠症 [ツ]：更年期障害，血の道症，神経症， [コ]：感冒，心臓衰弱，胸部疾患・肝臓病などの消耗性疾患の体力増強，貧血症，神経衰弱，更年期神経症 （適外）副鼻腔炎，中耳炎
四逆散　[ツ]	胆囊炎，胆石症，胃炎，胃酸過多，胃潰瘍，鼻カタル，気管支炎，神経質，ヒステリー
四物湯　[ツ][コ][ク]	月経不順 [ツ][ク]：血の道症，冷え症，しもやけ，しみ [ツ]：産後・流産後の疲労回復 [コ]：高血圧症，貧血症，更年期障害，過多月経，月経痛，産前産後の諸種の障害
芍薬甘草湯　[ツ][コ][ク][ト]	急激に起こる筋肉の痙攣を伴う疼痛 [ツ][コ][ク]：筋肉・関節痛，胃痛，腹痛
芍薬甘草附子湯　[サ]	慢性神経痛，慢性関節炎，関節リウマチ，筋肉リウマチ，五十肩，肩こり
十全大補湯　[ツ][コ][ク][オ][サ][ト]	[ツ][コ][ク][オ][ト]：貧血，疲労倦怠 [ツ][ク][オ][ト]：病後の体力低下，食欲不振，寝汗，手足の冷え [コ][サ]：低血圧症 [コ]：神経衰弱，胃腸虚弱，胃下垂 [サ]：衰弱（産後，手術後，大病後）などの貧血症，白血病，痔核，カリエス，消耗性疾患による衰弱，出血，脱肛 （適外）癌を含む慢性消耗性疾患の体力回復，悪性腫瘍によるQOLの低下，抗癌剤・放射線療法の副作用
清心蓮子飲　[ツ][ト]	残尿感，排尿痛 [ツ]：頻尿
川芎茶調散　[ツ] 川芎茶調散料　[オ]	風邪，血の道症，頭痛
疎経活血湯　[ツ][オ]	関節痛，神経痛，腰痛，筋肉痛
大防風湯　[ツ][サ]	下肢の関節リウマチ，慢性関節炎，痛風

薬剤・エキス名	適応症
竹茹温胆湯 [ツ]	インフルエンザ，風邪，肺炎などの回復期に熱が長びいたり，また，平熱になっても気分がさっぱりせず，咳や痰が多くて安眠できないもの
治打撲一方 [ツ]	打撲による腫れ・痛み
釣藤散 [ツ]	慢性に続く頭痛で，中年以降または高血圧傾向のあるもの（適外）典型的には朝方の頭痛
通導散 [ツ][コ]	月経不順，月経痛，更年期障害，腹痛，便秘，打撲，高血圧の随伴症状（頭痛，めまい，肩こり）
桃核承気湯 [ツ][コ][ク][オ]	[ツ][コ][ク][オ]：腰痛，高血圧の随伴症状（頭痛，めまい，肩こり） [ツ][ク][オ]：月経不順，月経困難症，月経時や産後の精神不安，便秘 [コ]：常習便秘，動脈硬化，痔核，月経不順による諸種の障害，更年期障害，にきび，しみ，湿疹，こしけ，坐骨神経痛
当帰建中湯 [ツ]	月経痛，下腹部痛，痔，脱肛の痛み
当帰湯 [ツ]	背中に冷えを覚え，腹部膨満感や腹痛のあるもの
当帰四逆加呉茱萸生姜湯 [ツ][コ][ク][オ]	[ツ][ク][オ]：しもやけ，頭痛，下腹部痛，腰痛 [コ]：凍傷，慢性頭痛，坐骨神経痛，婦人下腹痛
当帰芍薬散 [ツ] 当帰芍薬散料 [コ][ク][オ][サ][ト]	月経不順 [ツ][ク][オ][サ][ト]：更年期障害（頭重，頭痛，めまい，肩こり等） [コ][ク][オ][ト]：月経痛，産前産後あるいは流産による障害（貧血，疲労倦怠，めまい，むくみ），しみ [ツ][コ][サ]：貧血 [ク][オ][ト]：月経異常，めまい，頭重，肩こり，腰痛，足腰の冷え症，しもやけ，むくみ [ツ][サ]：不妊症 [コ][サ]：痔核，脱肛，血圧異常 [ツ]：倦怠感，月経困難，動悸，慢性腎炎，妊娠中の諸病（浮腫，習慣性流産，痔，腹痛），脚気，半身不随，心臓弁膜症 [コ]：心臓衰弱，腎臓病，つわり，更年期神経症，にきび [サ]：冷え症，流産癖，妊娠腎，ネフローゼ，子宮内膜炎，尋常性痤瘡 （適外）月経前症候群
二朮湯 [ツ]	五十肩
二陳湯 [ツ][ト]	悪心，嘔吐 （適外）胃のもたれ
女神散 [ツ]	産前産後の神経症，月経不順，血の道症
人参養栄湯 [ツ][コ][ク][オ]	[ツ][ク][オ]：病後の体力低下，疲労倦怠，食欲不振，寝汗，手足の冷え，貧血 [コ]：病後または産後の体力増強，虚弱体質 （適外）呼吸困難，COPD，肺癌

付録　薬剤・エキス製剤一覧

薬剤・エキス名	適応症
麦門冬湯　[ツ][コ]	気管支炎，気管支喘息 [ツ]：痰の切れにくい咳 [コ]：胸部疾患の咳嗽
八味地黄丸（八味丸）　[ツ] 八味地黄丸料　[コ][ク][オ][サ]	[ツ][ク][オ][サ]：腰痛 [ツ][コ][サ]：糖尿病，膀胱カタル [ツ][サ]：脚気 [コ][サ]：慢性腎炎 [ク][オ]：下肢痛，しびれ，老人のかすみ目，かゆみ，排尿困難，頻尿，むくみ [ツ]：腎炎，陰萎，坐骨神経痛，脚気，前立腺肥大，高血圧 [コ]：血糖増加による口渇，動脈硬化，ネフローゼ，委縮腎，浮腫，産後脚気，更年期障害，老人性の湿疹，低血圧 [サ]：水腫，脚気のむくみ，五十肩，肩こり
半夏厚朴湯　[ツ][コ][ク][オ][サ][ト]	つわり，しわがれ声 [ツ][ク][オ][ト]：不安神経症，咳 [ツ][ク][ト]：神経性胃炎 [ツ][コ]：神経性食道狭窄症，不眠症 [コ][サ]：気管支炎，気管支喘息，更年期神経症 [オ][サ]：胃腸神経症 [コ]：咳嗽発作，胃弱，心臓喘息，神経症，神経衰弱，恐怖症，その他嘔吐症，浮腫，神経性頭痛 [サ]：百日咳，神経性咽頭痛，ノイローゼ
防已黄耆湯　[ツ][コ][ク][オ]	[ツ][コ][ク][オ]：肥満症（筋肉にしまりのない，いわゆる水ぶとり） [ツ][ク][オ]：むくみ [ツ][コ]：関節炎，多汗症 [ク][オ]：関節痛 [ツ]：胃炎，ネフローゼ，妊娠腎，陰嚢水腫，癰，癤，筋炎，皮膚病，月経不順 [コ]：関節リウマチ （適外）変形性膝関節症

薬剤・エキス名	適応症
補中益気湯 ツコクオサト	コクオト：虚弱体質 ツコサ：夏やせ クオト：疲労倦怠，病後の衰弱，食欲不振，ねあせ ツサ：多汗症 コサ：胃弱，貧血症，低血圧症 ツ：病後の体力増強，結核症，食後不振，胃下垂，感冒，痔，脱肛，子宮下垂，陰萎，半身不随 コ：結核性疾患および病後の体力増強，腺病質，痔疾，脱肛 サ：病後・術後の衰弱，胸部疾患の体力増強，胃腸機能減退 （適外）肝障害
麻黄附子細辛湯 ツコサ	感冒，気管支炎 サ：咳嗽 （適外）アレルギー性鼻炎，冷え性
麻杏薏甘湯 ツコクオサ	ツコクオ：神経痛 ツクオ：関節痛，筋肉痛 コサ：関節リウマチ，筋肉リウマチ，いぼ サ：手掌角化症
薏苡仁湯 ツクオト	関節痛，筋肉痛
抑肝散 ツ 抑肝散料 オ	神経症，不眠症，小児夜泣き，小児疳症 （適外）せん妄
抑肝散加陳皮半夏 ツコ	神経症，不眠症，小児夜泣き，小児疳症 コ：更年期神経症，高血圧または動脈硬化による神経症状 （適外）せん妄，認知症の周辺症状
六君子湯 ツコクオサト	胃炎，胃アトニー，胃下垂，消化不良，食欲不振，胃痛，嘔吐
竜胆瀉肝湯 ツコサト	ツコト：こしけ ツト：排尿痛，残尿感，尿の濁り コサ：尿道炎，膀胱カタル，膣炎，陰部湿疹，子宮内膜炎 コ：陰部痒痛 サ：帯下，バルトリン腺炎，陰部瘙痒症，痛睾丸炎 （適外）陰部瘙痒症
苓姜朮甘湯 ツコクサ	ツコサ：腰痛，夜尿症 ツコ：腰の冷え コサ：坐骨神経痛 ク：神経質，ノイローゼ，めまい，動悸，息切れ，頭痛 サ：遺尿，帯下
六味地黄丸（六味丸）ツ 六味地黄丸料 クト	排尿困難，頻尿，むくみ，かゆみ （適外）小児の成長障害

あとがき

　2000年に漢方と出会って以来，その偉効ともいうべき効力に魅入られ，痛みやしびれに対する漢方治療をテーマに歩んできた．よく遭遇する痛みの疾患は無論のこと，難治性と言われて西洋医学的には匙を投げられたような症例に対してもある程度の効果を上げてきた．その経験を求めに応じて日本全国様々な場所で話させていただき，微力ながら痛みの漢方治療の普及に貢献してきたつもりである．

　2017年，私は「九州・沖縄・山口『痛みと漢方を学ぶ会』」を立ち上げ，この分野での研究と研鑽を共同で行なうことを企画した．参加者は当初の予想を大きく上回り，100名を超える有志が参集された．この分野での需要がいかに大きいかを改めて実感したものである．しかし，痛みやしびれに対して漢方を応用していこうとする雰囲気が医療界一般に広がっているかというと，決してそうとばかりは言えないようである．漢方による痛みの治療を始めた20年前と同じく，ほとんど無効な治療を延々と，時には十数年の長きに亘って受けながら痛みに苛まれている患者さんが今も後を絶たない．これは何故か．

　これは，おそらく昭和における漢方医学復興の泰斗，大塚敬節先生が『漢方診療三十年』の冒頭に述懐されている「漢方の威力に身をもって触れながら，漢方を学ぼうとする医師が少ないのは何故か」という疑問に通底する深い問題であろう．

　ここで，この問題に深入りすることは避けるが，ともあれ，漢方が痛みやしびれに対して効果があるということを臨床の前線に立つ方々に実感していただくことが，疼痛漢方の普及の第一歩であろう．「痛みと漢方」をテーマにした成書は今までも数冊上梓されてきた．

しかし，本書は既存のものとは一味違い，なにより「すぐに使える
ハンドブック」としての色彩を重視した．執筆者3人，頭をひねっ
て編纂したつもりである．痛みを抱える患者さんと向き合う臨床家
諸氏の現場でのお役に立てれば，共著者一同嬉しい限りである．

2019年7月

平田ペインクリニック

平田　道彦

索引

欧文

Aging males' symptom（AMS）スコア 103

LOH 症候群（late-onset hypogonadism） 101

PMS 91

あ

アロディニア 4

安中散 100, 152

い

陰虚 40, 59, 124, 148

茵蔯五苓散 3

陰陽 139

陰陽五行説 135

う

温清飲 4, 85, 152

え

会陰部痛 85

越婢加朮湯 3, 16, 47, 78, 82

お

黄耆建中湯 84

黄連解毒湯 3, 41, 85, 120, 152

瘀血 15, 52, 93, 98, 125, 147

乙字湯 82, 83, 85, 152

か

開胸術後症候群 57

外傷性頚部症候群 44

顎関節症 33

かぜ症候群 20

葛根加朮附湯 4, 10, 22, 43, 45, 153

葛根湯 20, 32, 35, 43, 47

加味帰脾湯 112, 153

加味逍遙散 4, 18, 26, 36, 51, 95, 98, 101, 116, 153

カルバマゼピン 31

外因頭痛 19

肝気鬱結 39, 49, 86, 115

関節リウマチ 16

寒熱 139, 148

甘麦大棗湯 60, 122, 153

漢方薬 129

γナイフ 31

顔面痛 30

き

気虚 59, 86, 97, 98, 123, 146

気血水 133, 145

気血両虚 59, 97, 99

気滞 52, 146

芎帰膠艾湯 83

胸脇苦満 114

胸背部痛 49

虚実 139

虚証　112

虚熱　13, 148

筋痙攣　117

く

駆瘀血剤　15, 62

群発頭痛　28

け

桂枝加芍薬知母湯　154

桂枝加芍薬湯　154

桂枝加朮附湯　2, 4, 32, 36, 47, 53, 64, 78, 85, 154

桂枝加竜骨牡蛎湯　13, 113, 114, 154

桂枝人参湯　28, 154

桂枝茯苓丸　5, 43, 45, 62, 66, 81, 83, 154

桂枝茯苓丸加薏苡仁　10, 47, 78, 81, 154

桂芍知母湯　16, 78

頚椎症　42

頚椎椎間板ヘルニア　42

血虚　59, 96, 98, 123, 147

月経困難症　97

月経前症候群　91

肩関節周囲炎　46

倦怠感　59, 146

こ

香蘇散　2, 40, 60, 121, 155

更年期障害　101

更年期症状評価表　102

肛門部痛　83

股関節痛　75

五積散　23, 54, 64, 82, 155

牛車腎気丸　10, 66, 69, 155

呉茱萸湯　24, 155

五臓　134

五臓の生理機能　109

五苓散　3, 23, 33, 96, 156

さ

柴胡加竜骨牡蛎湯　13, 37, 40, 60, 113, 114, 157

柴胡桂枝乾姜湯　4, 114, 157

柴胡桂枝湯　33

柴胡疎肝湯　50

柴朴湯　39

柴苓湯　157

三叉神経痛　30

し

滋陰至宝湯　39, 41

紫雲膏　84

四逆散　40, 60, 114, 122, 157

子宮収縮関連痛　100

四診　142

膝関節痛　77

実熱　148

自発痛　4

四物湯　2, 4, 10, 59, 69, 102, 157

芍薬甘草湯　46, 62, 100, 158

十全大補湯　59, 158

十味敗毒湯　3

術後遷延性疼痛　57

生薬　129

179

索 引

痔瘻 84
心因性疼痛 108
心肝火旺 113
腎虚 66, 124, 144
診断 140

す

水滞 94, 96, 125, 147
頭痛 19
ストレス 146

せ

清上防風湯 23, 33
清心蓮子飲 41, 158
脊柱管狭窄症 68
脊椎圧迫骨折 55
切診 142
舌痛症 38
線維筋痛症 14
川芎茶調散 20, 32, 158
全身倦怠感 112
全身にみられる痛み 2
仙腸関節痛 74

そ

足関節痛 77
足底部痛 80
疎経活血湯 43, 64, 66, 75, 82, 158

た

大黄 55
大黄牡丹皮湯 83
大柴胡湯 4, 50, 160

帯状疱疹関連痛 2
大防風湯 5, 10, 69, 160
脱肛 84

ち

竹茹温胆湯 41, 160
治打撲一方 55, 62, 64, 66, 71, 72, 75,
　　78, 82, 160
中庸 141
釣藤散 26, 161

つ

椎間関節症 70
通導散 52, 62, 85, 98, 161

と

桃核承気湯 41, 55, 62, 95, 98, 161
当帰飲子 4
当帰建中湯 84, 161
当帰四逆加呉茱萸生姜湯 64, 161
当帰芍薬散 5, 59, 64, 92, 95, 162
当帰湯 52, 161

な

内因頭痛 23

に

二朮湯 47, 163
二陳湯 163
女神散 163
人参湯 54
人参養栄湯 163

180

の

脳血管障害後の痛み　12
のぼせ　26

は

白膩苔　23, 28
麦門冬湯　2, 4, 41, 164
八味地黄丸　4, 27, 66, 164
八綱弁証　139
半夏厚朴湯　60, 120, 164
半夏白朮天麻湯　28, 164

ひ

冷え性　144
非定型顔面痛　36
表裏　139

ふ

風邪　20
腹診所見　110
腹皮拘急　114
不通則痛　20
聞診　142

ほ

防已黄耆湯　16, 69, 78, 164
望診　142
補中益気湯　5, 27, 59, 82, 86, 165
ほてり　105

ま

麻黄附子細辛湯　4, 64, 166

麻杏甘石湯　83
麻杏薏甘湯　74, 166
麻子仁丸　84
末梢神経障害性疼痛　9

み

鳩尾の圧痛　121, 147

む

むくみ　144

も

問診　142

よ

腰下肢痛　62
薏苡仁湯　17, 166
抑肝散　4, 10, 35, 60, 117, 167
抑肝散加陳皮半夏　10, 118, 167

り

六君子湯　59, 102, 168
竜胆瀉肝湯　26, 33, 168
苓姜朮甘湯　66, 82, 168

ろ

六味丸　2, 4, 40, 59, 168
肋間神経痛　49

すぐに使える 痛みの漢方診療ハンドブック
― 現代に合わせた本格的な漢方薬の応用 ― 病態と漢方薬の特性を捉える

2019 年 7 月 30 日　第 1 刷発行	著　者　世良田和幸, 平田道彦, 中西美保
2023 年 12 月 20 日　第 2 刷発行	発行者　小立健太
	発行所　株式会社 南 江 堂

☎113-8410 東京都文京区本郷三丁目 42 番 6 号
☎(出版) 03-3811-7198 (営業) 03-3811-7239
ホームページ https://www.nankodo.co.jp/
印刷・製本 日経印刷

Handbook of Kampo Therapy for Pain
© Nankodo Co., Ltd., 2019

定価は表紙に表示してあります.
落丁・乱丁の場合はお取り替えいたします.
ご意見・お問い合わせはホームページまでお寄せください.

Printed and Bound in Japan
ISBN978-4-524-25258-9

本書の無断複製を禁じます.
JCOPY 〈出版者著作権管理機構 委託出版物〉
本書の無断複製は, 著作権法上での例外を除き禁じられています. 複製される場合は, そのつど事前に, 出版者著作権管理機構 (TEL 03-5244-5088, FAX 03-5244-5089, e-mail: info@jcopy.or.jp) の許諾を得てください.

本書の複製 (複写, スキャン, デジタルデータ化等) を無許諾で行う行為は, 著作権法上での限られた例外 (「私的使用のための複製」等) を除き禁じられています. 大学, 病院, 企業等の内部において, 業務上使用する目的で上記の行為を行うことは私的使用には該当せず違法です. また私的使用であっても, 代行業者等の第三者に依頼して上記の行為を行うことは違法です.